Paulas Erkenntnisse für ein leichteres Leben

HEILUNG DURCH HINGABE

MIT EINER BOTSCHAFT VON ERZENGEL RAPHAEL

Paula Himmelreich

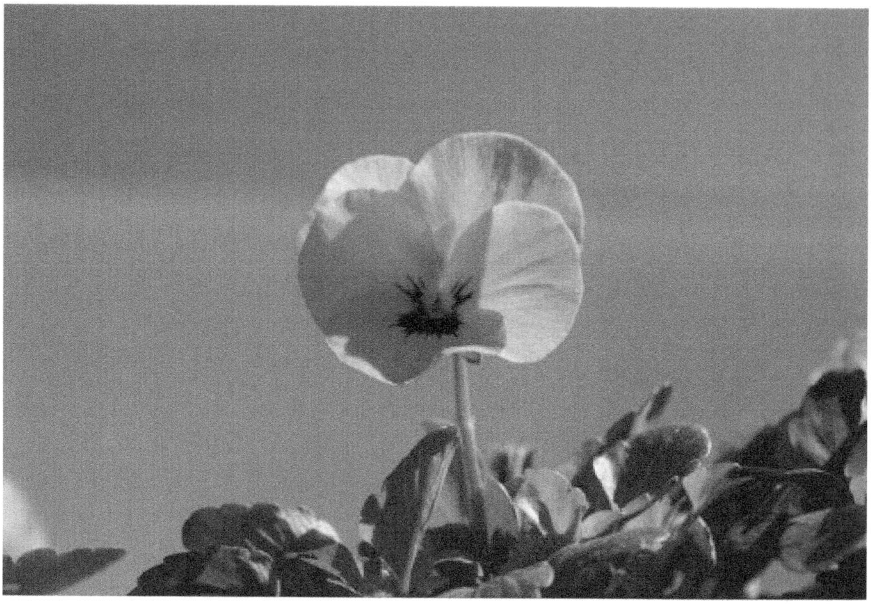

HEILUNG, ein Thema das spätestens dann anfängt Interesse zu wecken, wenn Schmerzen auftreten oder der Körper nicht mehr problemlos funktioniert.

Ein bedeutsames Wort in unserer schnelllebigen Zeit lautet: "funktionieren".

In einer leistungsorientierten Gesellschaft werden kranke Menschen gerne mal "aussortiert". Dementsprechend groß ist der Druck schnell wieder gesund zu werden um wieder zu "funktionieren".

Nicht selten werden drastische Maßnahmen ergriffen, um möglichst zeitnah wieder zur Verfügung zu stehen.

Es scheint fast jedes Mittel Recht zu sein um die unliebsamen Symptome zu bekämpfen- Heilung Fehlanzeige.

Irgendwann funktioniert das Unterdrücken der Befindlichkeitsstörungen nicht mehr- eine Lösung muss gefunden werden.

Die Autorin, selbst jahrelang von Krankheiten geplagt, zeigt einfache Lösungsansätze. Ihr Leitspruch zu diesem Thema ist treffender denn je:

Die Wahrheit ist immer einfach-

ist es nicht einfach,

dann ist es nicht wahr.

Der Körper kann nicht isoliert betrachtet werden. Heilung betrifft Körper, Geist und Seele gleichermaßen.

In diesem Buch geht es *nicht* um das Aufzeigen verschiedener Krankheitsbilder, ganz im Gegenteil: Die Identifikation mit der Krankheit muss wieder *verlernt* werden.

Heilung durch Hingabe, geht sehr tief und an die Ursache von Schmerz und Leid.

In der kleinen Bewusstseinsschule gibt sie wertvolle Anregungen, damit du wieder lernst hinzuhören, wenn deine Seele mit dir spricht.

Der Körper, oft vernachlässigt, benötigt Aufmerksamkeit und Fürsorge- auch hier gibt es jede Menge kostbare Tipps, um wieder fit zu werden.

Das Schlusswort richtet der Engel der Heilung, Erzengel Raphael an dich- eine Botschaft mit hoher Schwingung. Raphael überreicht dir ein Geschenk als Zeichen der Erneuerung.

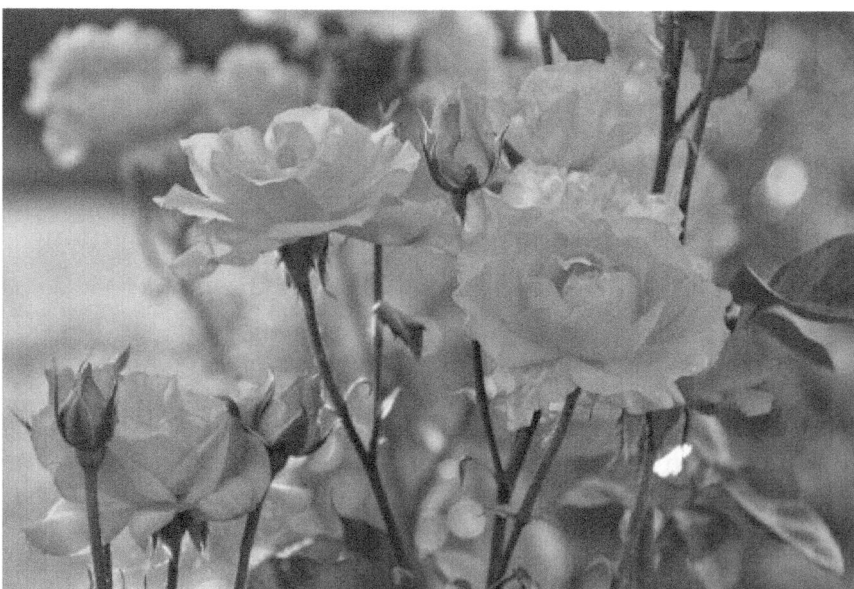

Die Autorin

Paula Himmelreich ist bekannt für ihre Publikationen zum Thema Bewusstsein.

Paulas Erkenntnisse die das Leben leichter machen

Viele Jahre ihres Lebens wurde sie von zahlreichen Krankheiten geplagt, sie litt unter vielen Ängsten und Panikattacken, ihre Gefühlswelt war ein einziges Chaos- kurz ihre Erwartungen an das Leben erfüllten sich nie. So konnte und wollte sie nicht weiter leben. Eine Lösung war dringend erforderlich. Sie begab sich auf die Suche nach einem „Rezept" wie sie endlich gesund und glücklich werden konnte.

Die Suche hat sie durch alle Themen gejagt. Je weiter sie kam, umso unglaublicher wurden ihre Erkenntnisse. Sie verstand- alles was sie bisher als wahr und richtig befand, musste sie wieder verlernen. Es begann die Zeit der Suche nach der Wahrheit, die sie jahrzehntelang beschäftigte. Die Möglichkeiten die sie fand, erlösten sie von allen ihren Problemen. Sie wurde wieder vollständig gesund. Sämtliche Ängste, Wut, Ärger, Frustrationen- kurz ihr ganzer Weltschmerz löste sich auf. Sie führt jetzt ein zufriedenes, harmonisches und ein sehr glückliches Leben. Sie fand einen einfachen und praktikablen Weg diese Gefühle, die für das Leid aller Menschen verantwortlich sind, aufzulösen.

Sie ist jetzt geistige Heilerin und Schreibmedium.

Die grundlegendste Erkenntnis, die sie gewann:

Die Wahrheit ist immer ganz einfach

Ihre Erfahrungen möchte sie mit den Menschen teilen, um ihnen auch den Weg zu zeigen endlich gesund und glücklich zu sein.

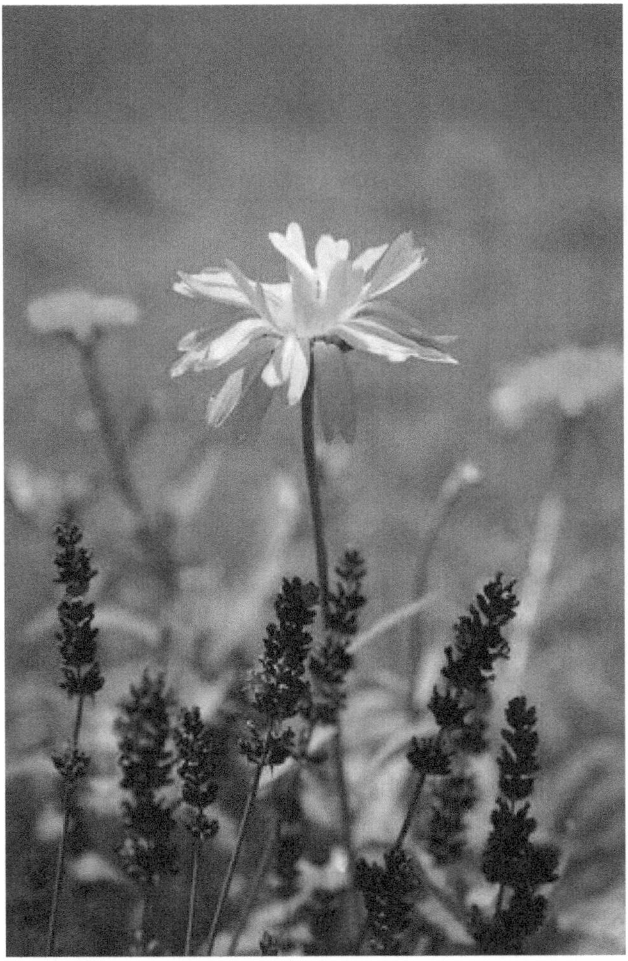

Haftungsausschluss

Bei psychischen oder körperlichen Beschwerden ist es ratsam einen Arzt aufzusuchen. Dieses Buch stellt keinen ärztlichen Ratgeber dar, und ist kein Ersatz für eine ärztliche Diagnose. Jegliche Haftung ist ausgeschlossen.

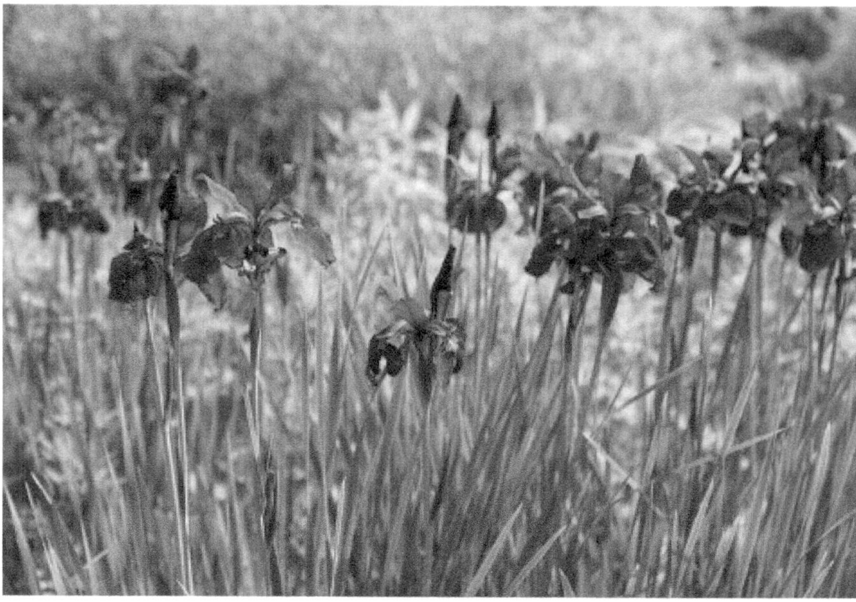

Inhaltsverzeichnis

Jetzt darfst du noch einmal die

Schulbank drücken- Schulfach: Bewusstseinslehre

Wie kann man bewusst Sein?

JETZT Gurken schneiden

Lerne Empathie

Nichts ist voneinander getrennt- alles ist eins

Bewusstes essen

Achtsamkeit

Fühle den Schmerz

Hingabe

Tipps um heil zu werden

Schwingungserhöhung

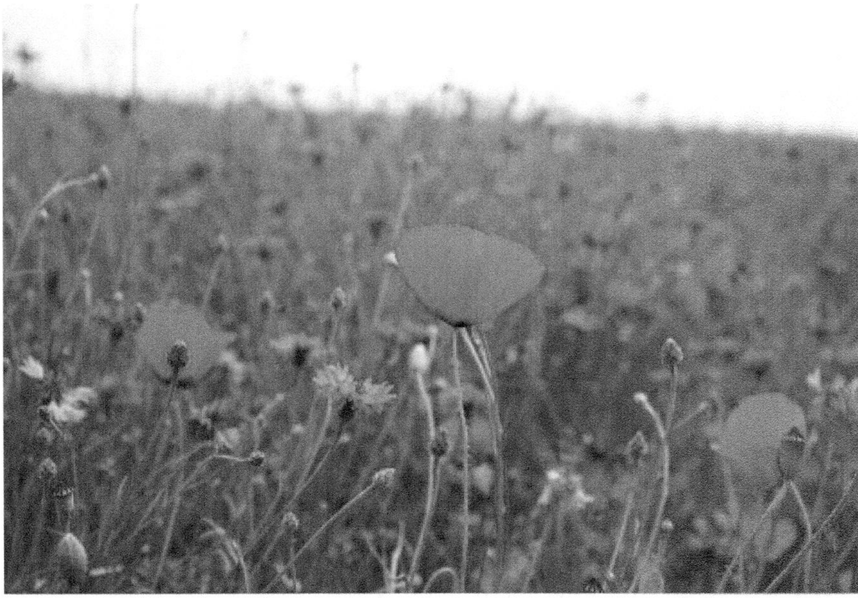

Vorwort

Eines der am häufigsten genannten Wünsche eines jeden Menschen dürfte wohl die Gesundheit an Leib und Seele sein.

Wie hat Arthur Schopenhauer so schön zitiert?

"Gesundheit ist nicht alles,

aber ohne Gesundheit ist alles nichts."

Dieses Zitat werden wohl nur Menschen verstehen und auch unterschreiben, die schon einmal von einer Krankheit geplagt worden sind- oder noch schlimmer: Jene die vielleicht dem Sensenmann schon einmal begegnet, aber noch einmal von seiner Schippe gesprungen sind.

Meist ist der Mensch unbewusst und sein Fokus ist auf materielle Dinge gerichtet. Das Anhäufen von Geld oder Statussymbolen hat einen hohen Stellenwert in der konsumorientierten Gesellschaft.

Melden sich körperliche Befindlichkeitsstörungen in Form von Schmerzen oder allergischen Symptomen, ist das Wehklagen groß. Freilich, wer hat schon gerne Schmerzen oder andere Beeinträchtigungen? Sollte die Diagnose sogar noch schlimmer lauten und der Arzt legt einem nahe, man solle sich um seine Angelegenheiten kümmern es bliebe nicht mehr so viel Zeit... Ja dann wird es richtig eng. Zeit zur Umkehr und um dich zu heilen, bleibt dann kaum noch.

Ja du hast richtig gelesen:

... Zeit um dich zu heilen.

Das ist die Essenz dieser Schrift:

Ich zeige dir den Weg, wie du deine Selbstheilungskräfte aktivieren kannst, um wieder weniger Probleme mit deinem irdischen Gefährt zu haben. Es gibt einen Ausweg aus Schmerzen und Gebrechen.

Bevor du gesund wirst, musst du erst lernen bewusster zu

werden. **Deine** Gedanken erschaffen **deine** Realität, das ist klar. Wenn sich deine Gedanken nur um Krankheit, Tabletten und um den nächsten Arztbesuch drehen, wird es dein Körper schwer haben sich zu resetten.

Oft genug wird vernachlässigt, dass unser Seelengefährt, das uns viele Jahrzehnte einen treuen Dienst erweist, auch Pflege und Aufmerksamkeit benötigt.

Deutsche Bürger stecken unglaublich viel Geld in ihre Autos.

Das Statussymbol Nummer 1 soll schon etwas hermachen, immerhin wird es täglich benützt und jeder kann sehen wie gut man verdient.

Im Gegensatz dazu geben die Bundesbürger sehr wenig Geld für ihre Ernährung im Verhältnis zum Einkommen, aus. Es wird kaum Geld in die Lebensmittel investiert. Ich sage bewusst "investieren", denn es ist eine Investition in unser Leben, die beste die wir tätigen können.

Leider haben das die meisten Menschen noch nicht verstanden. Es fängt bei den meisten erst zu dämmern an, wenn es mal zwickt und zwackt, und die Pillen vom Onkel Doktor auch nicht mehr helfen wollen.

Dann beginnt die Suche: Was kann man tun, um diesen unschönen Zustand schnellstmöglich zu beseitigen um wieder zum gewohnten Dauerlauf durch das Leben zurückkehren zu können?

In diesem Büchlein zeige ich dir völlig neue Sichtweisen auf dein Leben, damit du etwas korrigieren kannst, wenn du das willst. Vielleicht ist nicht alles neu, das muss es auch nicht sein. Das Rad muss man nicht neu erfinden.

Wenn du nicht kerngesund und rundherum glücklich bist, dann gibt es etwas zu verbessern. Manchmal übersieht man auch etwas, meist sind es Kleinigkeiten, die alles verändern können. Ich kann das aus eigener Erfahrung bestätigen: Bei mir waren es nie die spektakulären, bahnbrechenden Erkenntnisse die mein Leben zum Besseren veränderten. Nein, es waren wirklich Banalitäten die ich vernachlässigte oder einfach übersah.

Du bekommst von mir und von Raphael eine Reihe Lösungsvorschläge, um wieder zu einem körperlichen Wohlbefinden zu gelangen. Es ist sicherlich auch etwas für dich dabei, damit sich dein Leben zum Besseren verändert.

Glaub mir, um dein Wohlbefinden zu steigern, musst du nicht deine Muckis trainieren oder dich nur noch von Körnern ernähren- nein ganz im Gegenteil: Es ist wichtig wieder in die Normalität zurückzukehren und ein Mittelmaß zu finden.

Es gibt einen Weg mit Schmerzen umzugehen und man kann sie auch auflösen, das geht wirklich. Nicht immer und nicht immer sofort. Du bekommst hier natürlich keinen Garantieschein für eine "Spontanheilung", das darf ich dir nicht versprechen- schon aufgrund unserer Gesetzeslage. Du weißt ja, heilen darf nicht der Brennnesseltee, sondern nur jemand der jahrelang die Schulbank gedrückt hat und am Ende einen weißen Kittel trägt, so ist die Gesetzeslage bei uns...

Ich gebe dir aufgrund meiner jahrzehntelangen Erfahrung mit natürlichen Heilmitteln und dem geistigen Heilen, Tipps, die du vielleicht nicht kennst und die dir helfen werden, wieder einen vitalen Körper zu bekommen.

Der Titel heißt: Heilung durch Hingabe- ein etwas

ungewöhnlicher Ansatzpunkt. Vielleicht ist das für dich ein neuer Aspekt an dein Problem völlig anders heranzugehen.

Solltest du einer meiner Diktate aus der geistigen Welt gelesen haben weißt du, dass ich meine Informationen aus der Urquelle bekomme und sie niederschreibe.

Ich habe wieder einmal eine liebevolle Anweisung aus der geistigen Welt bekommen, eine Aufzeichnung über Heilung zu fertigen. Dieses Mal ist der "Auftraggeber" der Engel der Heilung: Raphael. Er hat eine Botschaft für dich, die im Schlusswort niedergeschrieben ist.

Dieses Büchlein gebe ich bewusst keinem Lektorat, um die hohe Schwingungsenergie dieser Lektüre nicht zu verfälschen.

Gehen wir gleich mal der Ursache deines Unbehagens auf den Grund:

Warum plagen dich Schmerzen?

Wir bestehen nicht nur aus einem Körper. Viele Menschen denken, das wäre so. Klar, wir "wohnen" ja unser ganzes Leben lang in diesem Seelengefährt. Die Identifikation mit dieser feststofflichen Hülle ist dementsprechend groß.

Das kann einerseits von einem scheinbaren Nachteil sein, wenn es mal richtig "wehtut", aber auch von immensen Vorteil, wenn wir erkennen, dass ein Schmerz uns helfen kann bewusster zu werden.

Da muss ich ein wenig ausholen:

Unsere Seele ist unsterblich und ist schon sehr viele Male inkarniert. Menschen die eine besondere Begabung haben, können in vergangene Leben schauen und sich erinnern, wann und wo sie einmal gelebt haben. Sie können oftmals sogar Sprachen sprechen, die es längst nicht mehr gibt. Das ist sehr beeindruckend. Auch erinnern sie sich haarklein an ihren "alten" Wohnort oder die früheren Familienmitglieder.

Die Seele lebt ein paar Jahre oder Jahrzehnte in einem Körper, sammelt Erfahrungen und geht dann wieder eine Zeitlang in die geistige Welt um sich auszuruhen, und um die"Erlebnisse zu verdauen".

Wenn die Seele wieder einmal Lust hat neue spannende Geschichten zu erleben, dann kommt sie wieder als Mensch oder vielleicht auch als ein Tier auf die Erde. Es gibt auch noch andere Lebensformen, aber das würde jetzt zu weit führen.

Ich möchte dir einen nicht ganz unwichtigen Aspekt aufzeigen,

zum Thema be- oder verurteilen von Menschen und deren Handlungen:

Stelle dir vor du bist unzählige Male auf der Erde gewesen. Ich nehme mal an du bist eine Frau.

So, jetzt warst du viele Male als Frau aber auch sicherlich nicht weniger oft als Mann auf der Erde, um ebenfalls männliche Erfahrungen zu machen.

Du gehörst sicherlich auch zu denjenigen Menschen, die es nicht gutheißen, wenn Verbrechen an hilflosen Wesen begangen werden. Also ich spreche hier nicht von einem Bankraub, (den stufe ich **nicht** als Verbrechen ein (grins)), sondern von einem Gewaltverbrechen. Ja da ist der Aufschrei groß, wenn "so jemand" wieder aus dem Gefängnis entlassen wird und dann in der eigenen Nachbarschaft wohnt! "**Solche** Leute gehören für immer hinter Gitter! Eine Gefahr für die Menschheit!"

Ein sehr schlauer Mann hat einmal gesagt:

"Wer ohne Schuld ist, der werfe den ersten Stein."

Wenn du wüsstest, was du schon alles in deinen früheren Leben verbrochen hast, würdest du sicherlich niemals mehr einen Menschen für seine Taten verurteilen. Du bist nicht immer ein Saubermann gewesen. Bei der Rollenverteilung hast du in früheren Leben nicht nur einmal den Schurken gespielt, vergiss das nicht, wenn du das nächste Mal den Kriminalreport liest.

Das ganze Leben ist ein Spiel, mit verschiedenen Akteuren. Das ist so ähnlich wie in einem Drama: Jeder Schauspieler spielt seine Rolle, als wäre sie echt.

Das Spiel wäre ja sehr langweilig, wenn alle nur gute Menschen wären.

Na ja vielleicht aber auch sehr schön, wenn ich da so an die neue Erde denke...

Nun gut es ist **noch** so, dass wir in der Dualität leben, da gibt es nun mal weiß und schwarz, gut und böse, sonst wären wir schon im Paradies oder in der höheren Dimension.

Um zu lernen bedarf es manchmal ganz schauriger Geschichten. Wenn du zum Beispiel die bedingungslose Liebe oder Vergebung lernen möchtest, ist es natürlich nötig, dass es spektakuläre Geschichten gibt, damit du zur Einsicht kommst.

Sagen wir einmal, du hast einen gutaussehenden, reichen "Traummann", der dir jeden Wunsch von den Augen abliest, auf Händen trägt und dir den Himmel auf Erden beschert.

Da sind wir uns doch sicherlich einig: Den zu lieben ist ja nicht besonders schwer, in diesem Fall gibt es nicht sonderlich viel zu lernen. Da kannst du dann einfach nur glücklich sein. Das ist ja auch toll, bei so einem Leben gibt es dann auch nichts zu meckern...

Jetzt kommt ein anderes Szenario:

Dein Ehemann ist unaufmerksam, wird im Laufe der Jahre immer dicker, lässt sich zunehmend gehen und sitzt am liebsten vor dem Fernseher mit seinem Bier und schaut seine Sportschau an...

Bedingungslose Liebe bedeutet: Ohne Bedingungen zu lieben. Die Betonung liegt auf: **ohne**!

So, wenn du deinen Mann, auch mit allen seinen Ecken und Kanten lieben kannst, dann hast du etwas gelernt, das ist toll.

Vergebung zu lernen ist mindestens genauso schwer.

Im Laufe der Zeit wird uns automatisch viel "angetan" oder zumindest denken wir das. Da können verbale Attacken genauso schlimm empfunden werden wie körperliche.

Bei Angriffen ist Achtsamkeit gefragt. Das Ego sitzt schon parat, um uns einen Blödsinn einzureden:

Uhhh, der andere ist wieder böse zu mir!

Natürlich ist körperliche Gewalt noch einmal eine ganz andere Hausnummer, keine Frage!!!

Meine Erfahrung ist:

Je schneller wir lernen, umso sanfter sind die Erfahrungen. Es lohnt sich wirklich schnell zu kapieren!

Jetzt sind wir wieder beim Thema Heilung:

Stell dir vor, du sitzt **nach** einem Leben wieder gelangweilt auf deiner Wolke 7 herum, grübelst und denkst dir: Ach, jetzt wird es wieder Zeit für neue Abenteuer. Das ewige glückselige herumsitzen, herumfliegen und musizieren langweilt schön langsam.

Dann denkst du dir aus, was du noch alles erleben und lernen möchtest, rufst ein paar ebenfalls gelangweilte Seelen zu dir und ihr schmiedet einen Plan. Es wird genau festgelegt, wer in der kommenden Runde deine liebenswürdigen Gefährten sein werden und auch wer die A-Karten bekommt. Die mit den besagten ...Karten sind dann die nervigen Zeitgenossen, auf die du dann in diesem Leben triffst.

Das kann ein nörgelnder Partner sein, ein idiotischer Arbeitskollege oder ein nervtötendes Kind. (Nur um einige Beispiele zu nennen)

Solltest du auf die harten Nummern stehen, können auch "schlimme" Sachen passieren.

Alle diese Aufgaben hast **du dir selbst** ausgedacht, also beschwere dich nicht mehr über dein Leben. Vergiss das nie. Ab heute, hast du keinen Grund mehr zu wehklagen. Alles hast du dir selbst eingebrockt!!!

Du kannst allerdings auch eine Abkürzung nehmen oder die Geschichten ein wenig abmildern:

Wenn du erkennst, dass es einzig und alleine darum geht Erfahrungen zu sammeln, dann wird es wesentlich leichter und angenehmer.

Du kannst einfach schnell kapieren, dann musst du nicht so lange leiden! (Ich weiß, das ist leichter gesagt als getan)

Aber genau deswegen hast du ja das Büchlein in der Hand, ich zeige dir die Abkürzung!

Die Antwort auf die Frage warum die Schmerzen hast...

... ist ganz einfach zu beantworten:

Wenn ein Mensch nicht medial begabt ist, gibt es für unsere Freunde aus der geistigen Welt und unserer Seele die Möglichkeit über den Körper mit uns zu kommunizieren. Diese Art der Botschaft kann zumindest nicht ignoriert werden, da gibst du mir sicherlich recht, falls du schon einmal so richtig Zahnschmerzen gehabt hast...

Die Erfüllung unseres Seelenplans überwachen unsere Freunde, die momentan in den geistigen Ebenen verweilen und helfen uns, wenn wir zu stark vom Weg abweichen. Sie geben uns dann sanfte Stupser, um uns wieder in die richtige Richtung zu schieben.

Wenn wir geboren werden gehen wir durch das Tor des Vergessens. Ist auch irgendwie logisch- stell dir vor du wüsstest, dass alles gar nicht "echt" ist, sondern nur ein Spiel, dann könntest du auch keine "echten" Erfahrungen machen. Du würdest dich wahrscheinlich schlapp lachen, wenn deine Frau dir erzählen würde, dass sie fremd gegangen ist. (Aber auch nur wahrscheinlich... (grins)).

Durch dieses Vergessen entsteht der Eindruck, dass wirklich alles todernst ist.

Das ist es aber definitiv nicht!

Denke das nächste Mal daran, wenn du wieder einmal an die Decke gehen möchtest- es ist alles nur ein Spiel, und derjenige der dich gerade provoziert, ist eigentlich ein Freund von dir, der dir dabei hilft etwas zu lernen. Sei ihm dankbar dafür, dass er diese undankbare Rolle übernommen hat.

Ohren gespitzt! Deine Seele spricht zu dir

Priorität in deinem Leben hat also nicht, dass du eine Familie gründest, ein Haus baust und erfolgreich in deinem Beruf wirst, sondern in erster Linie die Erfüllung deines Seelenplanes. So sollte es zumindest sein.

Nehmen wir einmal an, du hast dir vor deiner Reise in das irdische Leben vorgenommen geduldiger und gelassener zu werden.

Jetzt bist du auf der Erde, wächst heran und bist ein junger Erwachsener- **und**: ungeduldig! Egal um was es geht, du rastest sehr schnell aus, urteilst über andere Menschen oder Situationen und ein aufmerksamer Zuhörer bist du auch nicht.

So jetzt stupst dich deine Seele sanft an und gibt dir Hilfestellung um dein Problem in den Griff zu bekommen. Das kann in Form eines Flyers oder Buches sein in dem es um Bewusstsein geht oder plötzlich tritt ein Mensch in dein Leben, der dir aufzeigt, wie man die positiven Seiten im Leben sehen kann.

Nehmen wir einmal an du verstehst gar nichts und ignorierst konsequent diese Zeichen aus der geistigen Welt. Partout gehst du nicht zu "solchen" Vorträgen, Bücher von "esoterischen" Spinnern liest du schon gar nicht und dein neuer Bekannter mit seinem ständigen Ruhe, Liebe und Gelassenheit-Geschwafel geht dir ordentlich auf den Keks. Kurz: Du kapierst gar nichts und bist weiterhin gar nicht nett zu deiner Umwelt. Klar du hast ja allen Grund ekelhaft zu deinen Mitmenschen zu sein, die sind es ja auch zu dir!

Eine kleine Anmerkung für Menschen, die noch niemals etwas von einem Resonanzgesetz gehört haben:

"Wie man in den Wald hineinruft,

so kommt es zurück!"

Diesen Spruch hast du sicherlich schon öfter gehört.

"Du wirst genau das ernten, was du gesät hast."

Bist du ungeduldig oder vielleicht sogar jähzornig, wird dein Umfeld genauso gestrickt sein. Das kann sich sehr schnell hochschaukeln, wenn keiner die kosmischen Gesetze versteht.

Es ist ganz einfach:

Die Wahrheit ist immer ganz einfach

ist es nicht einfach,

dann ist es nicht wahr!

Sei liebevoll und freundlich zu deinen Mitmenschen, dann sind sie es auch automatisch zu dir. Sie können dann gar nicht anders. Das hat mit Schwingung und mit Energie zu tun. Gut, es gibt auch Menschen die zu viel Liebenswürdigkeit nicht ertragen können, die nehmen dann reißaus... Aber das ist auch OK.

Das Gerechte am Leben ist: Jeder bekommt alles was er jemals "geliefert" hat wieder zurück. Vielleicht nicht immer sofort und meist nicht von derjenigen Person an die er schlechtes ausgeliefert hat, sondern aus einer ganz anderen Richtung. Aber glaube mir, es bleibt keine Rechnung offen. Bei manch einem zieht sich das Ganze sogar über mehrere Leben durch. Das Universum vergisst nie etwas, alles ist gespeichert und wird bei Gelegenheit zurückgeschickt. Das ist dann nicht der liebe Gott der "böse ist" und bestraft- nein, das hast du dir ganz alleine zuzuschreiben.

Also deine Seele und deine Freunde aus der geistigen Welt werden jetzt die zweite Stufe zünden, wenn die sanfte Methode nicht funktioniert:

Jetzt muss es ein bisschen weh tun, damit du auf die Vorschläge reagierst und dich endlich änderst.

Regelmäßige Grippe und Magen-Darm-Erkrankungen legen dich flach, ein Bein ist gebrochen und der Raucherhusten wird auch immer quälender. Du fühlst dich immer schlechter und trotz noch sehr jugendlichen Alters, bist du öfter beim Arzt als mancher Rentner. Das neueste auf dem Krankenblatt ist eine ewig lange Litanei von Allergien, die dich plagen. Du kannst nur noch wenige Wochen im Winter das Haus beschwerdefrei verlassen, ansonsten quälen dich Nies- und Hustenanfälle. Langsam aber sicher wirst du zu einem wandelnden Wrack. Den Ärztemarathon hast du schon hinter dir, natürlich erfolglos.

Warum schreibe ich erfolglos? Sicherlich nicht, weil ich der Schulmedizin keine Heilung zutraue (wenn es auch manchmal so aussieht, als wäre das meine Ansicht...).

Nein aus einem ganz einfachen Grund: Solange du das Problem **hinter** der Krankheit nicht erkannt hast, kannst du sämtliche Register betreffend Heilung ziehen, es wird dir nicht helfen. Sicherlich wirst du kurzzeitig Linderung erfahren, aber das Problem ist noch da.

Um Heilung zu erfahren, muss man genau hinschauen lernen.

Vielleicht hast du schon den einen oder anderen Blogbeitrag oder sogar Büchlein von mir gelesen, dann wirst du sicherlich erkannt haben, dass es eigentlich immer wieder um das Gleiche geht:

Es geht um Bewusstsein, Achtsamkeit, Hingabe und die bedingungslose Liebe.

Wenn wir lernen völlig **da** zu sein, also im gegenwärtigen Moment, so wie er jetzt ist, dann können sich die Probleme lösen.

Also wirst du auch in diesem Büchlein das Einmaleins des Bewusstseins lernen. Ohne Erkenntnis gibt es keine Heilung.

Deswegen bist du krank geworden!

Deine Seele hat die Holzhammermethode gewählt oder sage ich besser wählen müssen, damit du endlich verstehst. Wenn der Körper schmerzt, dann ist die Wahrscheinlichkeit am Größten, dass wir uns auf den Weg machen.

Schmerzen sind total unangenehm und körperliche Beeinträchtigungen können einem das Leben ganz schön vermiesen.

Sagen wir einmal diese Krankheiten würden unerträglich für dich werden, dann ist die Wahrscheinlichkeit groß, dass du dich auf die Suche machst.

Erfahrungsgemäß wirst du, solange suchen bis du eine Lösung gefunden hast und wieder beschwerdefrei wirst. Genauso verlief mein Weg.

Es könnte aber auch anders sein: Du fällst in eine Mitleidschiene und entdeckst, dass du viel Aufmerksamkeit und vielleicht sogar Liebe bekommst, wenn du den ganzen Tag vor dich hin jammerst. Du rennst von einem Arzt zum anderen, aber richtig um Heilung bemühen wirst du dich aber nicht. Die neue Rolle als chronisch Kranker gefällt dir zunehmend. Du musst vielleicht nicht mehr in die nervige Arbeit gehen, kannst den ganzen Tag daheim herumgammeln und wirst von allen bemitleidet...

Die Seele oder die geistigen Freunde haben für den Fall, dass du dich nicht um deinen Lebensplan kümmerst noch einiges in petto:

Ich möchte hier nicht Horrorszenarien aufzeigen, ich denke du hast Fantasie genug, um zu verstehen, dass Krankheit nur einer von vielen möglichen Schicksalsschlägen ist. Da kann noch viel mehr kommen...

So nach dem Motto: Irgendwann wird er oder sie es schon kapieren. Wenn nicht, dann dreht er oder sie noch eine neue Runde auf der Erde. Wenn das "Klassenziel" nicht erreicht wurde, ist das kein Beinbruch. Wir haben ja die Möglichkeit der unendlichen Wiederholung, wenn wir das wollen.

Natürlich können Schicksalsschläge auch von vorneherein im Seelenplan eingebaut worden sein. Das lässt sich erst bei der Rückschau genau feststellen, wenn wir wieder in der anderen Welt sind.

Du solltest hier nur einen kleinen Einblick bekommen, woher denn die Befindlichkeitsstörungen kommen können, damit du leichter den Weg zur Heilung findest und dir die Umwege sparen kannst.

Die durfte ich alle gehen, weil mir keiner die Abkürzung gesagt hat, oder ich sie nicht gefunden habe! Aber ich kann dir jetzt wertvolle Tipps geben, damit du schnell wieder gesund werden kannst, und es ein wenig leichter hast.

Jetzt darfst du noch einmal die Schulbank drücken-

Schulfach: Bewusstseinslehre

Damit du erkennst, wo du bei dir selbst ansetzen sollst um wieder deine lästigen Leiden loszuwerden, musst du zuallererst wissen **was** du vielleicht falsch machst.

Vergiss erst einmal deine ganzen Krankheiten und konzentriere dich zuallererst auf dein Innerstes. Du musst wissen wie das Leben wirklich funktioniert. Ich kann dir gleich vorab einmal etwas verraten: Es funktioniert garantiert nicht so, wie man es dir gelernt hat. (Außer du bist in eine Waldorfschule gegangen und/oder hast sehr bewusste Eltern gehabt).

Solltest du dich schon mit den Energiegesetzen auskennen und weißt wie die Resonanzfelder wirken, solltest du trotzdem nicht gähnend weiterblättern, bis es wieder interessanter wird. Auch wirst du diese Dinge in meinen anderen Büchlein schon zu lesen bekommen haben. Solltest du trotzdem immer noch eine körperliche Befindlichkeitsstörung haben, dann sage ich dir jetzt:

Noch einmal schön aufmerksam lesen! Und noch einmal und noch einmal und wenn es sein muss: noch einmal. Genauso lange, bis es nicht mehr zwickt und zwackt.

Ich weiß aus eigener Erfahrung, dass man solche Dinge wie Achtsamkeit und bedingungslose Liebe nicht an einem Tag lernen kann. Klar, wenn man solche Aufsätze liest kommt schon einmal so etwas wie ein Aha-Effekt. In dem Moment glaubt man wirklich jetzt hat man es kapiert! Das mag schon sein, aber spätestens bei dem nächsten Kaffeeklatsch bei der Schwiegermutter, können die gewonnen Erkenntnisse über Gelassenheit und bedingungslose Liebe zu allen Menschen, schnell wieder vergessen sein!

Weißt du ich sehe das so: Viel Zeit verbringen wir Menschen mit unnützen Dingen. Überlege dir doch einmal für dich selbst, ob du vielleicht auch zu den Menschen gehörst, die immer noch Zeitung lesen, oder im Internet irgendwelche Posts von Leuten die du vielleicht gar nicht persönlich kennst... usw...

Es bringt dich viel weiter, wenn du etwas über die Wahrheit liest, um zu lernen. Es hilft dir ein glücklicheres Leben zu führen. Das ist doch unserer aller erklärtes Ziel: Ein schönes, leichtes und fröhliches Leben zu führen. Es soll Spaß machen. Am Ende deiner Reise, wenn dich einer fragt: "Und wie war denn dein Leben?" und du antworten kannst: "Spitzenmäßig, ich hatte jede Menge Spaß und viele schöne Momente!", dann hast du alles richtig gemacht.

Jetzt stehst du mitten im Leben, du hast noch Zeit vor dir die du dir schön gestalten kannst. **Du** hast es wirklich in der

Hand, niemand sonst. Lass dir nicht einreden, jemand anderes wäre an deinem Unglück Schuld.

Die Menschen mit weißen Kitteln haben da immer ganz lustige Diagnosen: "Das sind die Gene oder die Veranlagung. Die Mutter hatte auch Arthrose, dann ist es klar, dass sie es höchstwahrscheinlich auch bekommen!"

Das ist richtig, meist bekommen wir ähnliche Krankheiten wie die Eltern, aber aus einem ganz anderen Grund.

Ich bin kein Mediziner und möchte mich distanzieren von irgendwelchen medizinischen Aussagen oder Heilversprechen. Das muss man heute in jedem zweiten Satz erwähnen, sonst sitzt man gleich hinter schwedischen Gardinen.

Vererbt werden die Angewohnheiten. Wenn die Eltern sich schlecht ernähren und kaum bewegen, werden aus den Kindern meist keine körneressende Spitzensportler.

Schlechte Gewohnheiten kann man allerdings auch ändern, das solltest du nicht vergessen. Es ist nicht zwangsläufig so, dass wir ein ähnliches Leben führen müssen wie unsere Eltern.

Meine Eltern waren in ihren "besten Jahren" schon sehr kränklich. Sie nahmen das als sogenannte normale Erscheinungen, die mit zunehmenden Alter einhergehen, hin. Die Erkrankungen wurden im lauf der Zeit immer mehr. So erlebte ich das als Kind. Nach meinem Auszug aus dem Elternhaus befasste ich mich intensiv mit Naturheilkunde und erkannte sehr schnell, dass es **nicht normal** ist, krank zu sein und Schmerzen zu haben.

Ab diesem Zeitpunkt habe ich meinen Weg radikal geändert. Ich habe erkannt, dass wir uns wieder auf das alte Wissen besinnen müssen, um gesund zu werden. Diese uralte Kräuterheilkunde, die den Menschen seit Anbeginn geholfen hat gesund zu werden, ist nur aus dem Bewusstsein verdammt worden, weil einige Leute, viel Geld mit der Krankheit der Menschen verdienen wollen. Es ist noch nicht soooo lange her, als man Kräuterkundige sogar auf dem Scheiterhaufen verbrannt hat.

Alles ist da. Weltweit gibt es eine Fülle heilkräftiger Pflanzen, sogar in der Wüste.

Wir sind genetisch nicht alle gleich, dementsprechend unterschiedlich ist der Nährstoffbedarf. Ein Mensch mit schwarzer Haut, der in Afrika lebt, benötigt eine völlig andere Ernährung, als jemand der in der russischen Taiga lebt und hellhäutig ist. Schau ein Inuk braucht definitiv keine Tomaten oder Äpfel um gesund zu sein. Ich dagegen würde mich rasch sehr unwohl, bei soviel Robbenfleisch, fühlen...

Es ist nicht unproblematisch, wenn sich der Mensch viel zu weit von seinem Geburtsort entfernt, niederlässt. Unsere genetische Konstitution ist auf unsere Heimat ausgerichtet, das wird leider vergessen in der Diskussion um die Völkerwanderung, die gerade herrscht. Jene Menschen, die auf andere Kontinente umziehen, haben nicht gerade selten Probleme mit ihrer Gesundheit. Ich behaupte sogar, dass es richtig ungesund ist auf einen anderen Kontinent umzusiedeln. Dazu zählt natürlich auch das Klima und die Kultur. Diese Dinge wirken immer auf unser Wohlbefinden und unsere Gesundheit mit ein. Ganz ehrlich, so ein Tropenurlaub mag schon spannend sein, aber so richtig erholsam ist er für die meisten Menschen nicht. Das feuchtwarme Klima sind wir einfach nicht gewöhnt.

Wer schon Reisen in ferne Länder unternommen hat wird mir zustimmen, dass die Lebensmittel für unser Verdauungssystem nicht immer für Wohlbehagen sorgen. Manch einer berichtet sogar richtig krank geworden zu sein von der "fremden" Kost.

Jetzt aber zurück zur Bewusstseinslehre:

Ich behaupte, ohne bewusstes Sein, und ohne Liebe, Achtsamkeit und Hingabe kann keine echte Heilung stattfinden. Wenn man versteht, dass der Körper nur deswegen streikt, um uns bewusster werden zu lassen, dann ist es völlig klar was zu tun ist.

Natürlich helfen uns **alternative** Heilmethoden auch bewusster zu werden. Das können Heilpflanzen oder Heilsteine besonders gut. Sie sind alle beseelt und haben eine

Botschaft die wir in unseren Körper mit aufnehmen. Das ist ein tolle Sache und hilft sehr. Es sind viele kleine Bausteine die helfen heil zu werden. Es gibt nicht nur **einen** Weg oder **ein** Zaubermittel und alles ist fein. Nein es ist das große Ganze, ein Aspekt zieht den anderen nach sich.

Zum Beispiel kann ein Mensch, der sich für die Umwelt einsetzt und sie schützen möchte nicht zum Supermarkt gehen und seinen wöchentlichen "Plastikeinkauf" tätigen, denn mit seinem Einkauf würde er zwangsläufig wieder viele Tiere durch die Spritzmittel töten und Böden vergiften. Ja du hast richtig gelesen: Nicht der Bauer, der die Früchte spritzt trägt die Verantwortung alleine, nein auch derjenige der diese Produkte einkauft, trägt eine Mitverantwortung. Dem kann sich niemand entziehen. Der beste Umweltschutz ist immer der, diese giftigen Sachen nicht mehr zu kaufen. So einfach ist das. Dazu braucht es keine Petitionen und anderen populistischen Aufrufe. Nein, mach einfach bei diesem Wahnsinn nicht mehr mit, fertig. Wenn das alle machen, gibt es solch "böse Konzerne" wie Montesantino nicht mehr. (Oder wie auch immer die heissen...zwinker)

Alles ist eins, alles hängt zusammen. Nichts ist isoliert zu betrachten.

Ich beginne mal bei Adam und Eva:

Wie kann man bewusst Sein

Du kannst erkennen, dass du bewusst wirst oder schon bist, wenn du deine Handlungen im Leben nicht mehr unbewusst ausübst. Das hört sich logisch und doch etwas komisch an. Natürlich musst du nicht mehr bewusst denken, wie du dein Auto lenkst, wenn du deinen Führerschein schon viele Jahre lang hast. Allerdings bist du noch ein Neuling im Auto fahren, wirst du sicherlich sehr bewusst und angestrengt, durch die Gegend kurven. Jeden einzelnen Handgriff musst du noch konzentriert ausführen. Erst nach einiger Zeit geht dir das Führen eines Automobils in Fleisch und Blut über. Du steigst ein und fährst los, kommst irgendwo an und hast dir vielleicht über Gott und die Welt Gedanken gemacht, aber keine Sekunde an das Autofahren gedacht.

Jetzt könnte man darüber diskutieren, ob das richtig oder falsch war so unbewusst durch die Gegend zu fahren. Was, wenn ein Kind plötzlich auf die Fahrbahn gesprungen wäre? Hättest du schnell genug reagieren können?

Natürlich kann unser Gehirn und unser Unterbewusstsein blitzschnell reagieren, auch wenn wir nicht bei der Sache sind. Das ist toll, sonst würden wir eine Katastrophe nach der anderen produzieren. Auch sind unsere geistigen Helferlein voll auf Zack und passen natürlich auf, dass uns das

Pflegepersonal in der Notaufnahme nicht mit "Du" anspricht, weil wir dort Dauerpatienten sind.

So lernen wir im Laufe unseres Lebens viele Dinge, die wir nach einiger Zeit so gut können, dass wir nicht mehr **bewusst** mitdenken müssen. Mütter kennen das besonders gut: Sie kochen aus dem Effeff, haben sogar neben dem Umrühren im Topf noch das Baby auf dem Arm und das Telefon am Ohr eingeklemmt und vereinbaren nebenbei noch **schnell** einen Termin beim Kinderarzt. Auch die Tätigkeit am Arbeitsplatz wird schnell zur Routine und ein gewisser Automatismus entsteht. Das könnte aber auch bei manchen Berufsgruppen gefährlich werden: Ärzten, Piloten und Fluglotsen darf so etwas nicht passieren...

Im Alltag und im Berufsleben haben wir ein großes Übungsfeld um Bewusstsein zu trainieren. Du musst zu keinem Trainer oder Coach gehen, um bewusster zu werden, das kannst du viel besser in deinem ganz "normalen Leben" üben:

Beim Gurken schneiden, Rasen mähen oder Karton falten in der Arbeit, hast du das ideale Trainingsfeld.

Konzentriere dich auf jeden Handgriff, als ob du ihn das erste Mal erledigen würdest. Lenke deine Aufmerksamkeit voll und ganz auf das was du im gegenwärtigen Moment tust. Sei ganz hier. Denke nicht an Abend oder Morgen oder an den Streit mit deinem Partner. Sei völlig mit allen Sinnen da. Dann lebst du in diesem Moment voll und ganz im Hier und Jetzt.

JETZT Gurken schneiden

Du schneidest ganz bewusst die Gurken, konzentrierst dich einzig und alleine nur auf diese eine Handlung:

Dann bist du genau da wo du sein solltest:

IM LEBEN!

Wenn du das vielleicht sogar das erste Mal in deinem Leben praktizierst (damit meine ich nicht die Gurken, sondern das **bewusste** Schneiden.) wirst du auch das erste Mal wirklich leben!!!

Weißt du eigentlich was das bedeutet? Das erste Mal in deinem Leben hast du in diesem Moment gelebt, weil du wirklich **da** warst.

Das Schlimmste für mich wäre, wenn ich eines Tages sterben würde und wüsste, ich hätte keinen einzigen Tag wirklich gelebt.

So jetzt kommt ein großer Trugschluss: Die meisten Menschen denken sie müssten **viel erleben** um am Ende sagen zu können, sie hätten ein reiches Leben gehabt. Natürlich ist es sehr schön, wenn man sich später einmal im Schaukelstuhl sitzend die schönen Reisefotos ansehen kann.

"**Viel erleben**", hat mit wirklich **bewussten Leben** nichts zu tun.

Worum geht es denn im Leben eigentlich?

Da wird jeder Mensch eine andere Antwort geben.

Ich gebe dir meine Antwort, wenn es dich interessiert:

Ich möchte viel Spaß haben im Leben, für mich ist es das Allerschönste, wenn ich mich schief und krumm lachen kann! Auch möchte ich viele schöne Momente sammeln und wenn ich von hier abreise kann ich ein tolles Paket mitnehmen.

Die Liebe im Herzen und die schönen Momente nehmen wir alle mit.

Achtung: Wir können **kein** Geld, Grundstück, Haus, Schmuck, Auto und auch **keinen** Pelzmantel mitnehmen!

Noch einmal Achtung: Wir nehmen aber auch die unschönen Momente mit: die Traurigkeit, die Wut, den Ärger und unser gesammeltes Leid. Alle ungenützte Momente im Leben, in denen wir einen Menschen **nicht** umarmt haben, wenn er es dringend gebraucht hätte, auch wenn wir nicht vergeben haben, alle nicht gegebenen Aufmunterungen und alle Küsse, die wir Menschen nicht gegeben haben, all das nehmen wir auch mit!

Diese unschönen Gefühle dürfen wir dann alle noch einmal fühlen, wenn wir am Himmelstor klingeln. Das ist ganz sicher nicht toll, wenn wir das, was wir anderen Menschen angetan haben selbst fühlen müssen. Mahlzeit kann ich da nur sagen!!!

Denn entgegen den Lehren der katholischen Kirche sitzt nicht der liebe Gott am Richtertisch und spricht ein Urteil über unser Leben, nein das tun wir selbst. Das ist die größte Bestrafung überhaupt- fühlen zu müssen, was wir anderen angetan oder unterlassen haben. Denn auch das Unterlassen von Hilfestellungen für andere Menschen kann genauso schmerzlich sein wie ein direkter Angriff auf jemanden.

Stell dir vor, jemand ist wirklich in Not und bräuchte dringend deine Schulter zum Ausweinen oder vielleicht materielle Hilfe und du verweigerst sie ihm. Versetze dich doch einmal in seine Lage wie sich derjenige in so einem Moment fühlt...

Lerne Empathie

Wenn du lernst deinen Mitmenschen mit offenem Herzen zu begegnen und zu fühlen was sie gerade bewegt, wirst du im Laufe der Zeit mitfühlend werden. Du wirst erkennen, dass dein Verhalten eine Auswirkung auf Andere hat.

Ich mache gerne Späßchen, auch mit völlig fremden

Menschen. Bin ich beim Einkaufen oder in einer Behörde, dann mache ich gerne meine Witze oder nehme Menschen auf den Arm. Wenn sie dann herzhaft lachen oder auch nur lächeln, dann habe ich alles richtig gemacht. Was kann es Schöneres geben, als einen Menschen zum Lachen zu bringen? Derjenige ist vielleicht gerade in dem Moment tief in seinen Gedanken versunken oder schlecht gelaunt, da kommt plötzlich und unerwartet eine Aufheiterung. Schon ist die Schwingung wieder angehoben und alles wird wieder ganz leicht.

Nehmen wir als Beispiel eine Supermarktkassiererin. Ich nenne gerne diese Berufsgruppe, weil sie mit sehr vielen Menschen täglich in Kontakt kommt.

Sie ist an diesem Tag übelgelaunt, jeder Kunde regt sie auf- sie hat nur eines im Sinn: Wann ist endlich Feierabend? Jetzt komme ich locker, flockig und fröhlich angewackelt und heitere sie mit ein paar Sprüchen auf. Ihr Tag ist jetzt vielleicht gerettet.

Sie wird mit dieser Fröhlichkeit ihre weiteren Kunden anstecken.

Da entsteht so etwas wie ein Dominoeffekt. Ihre Liebenswürdigkeit die sie dann an die Männer, Frauen und Kinder an diesem Tag verteilt, nehmen diese ja auch wieder mit und tragen sie weiter. Das ist doch toll. Wir können uns gar nicht vorstellen, wie groß die Auswirkungen unseres Handelns sein können und wie viele Menschen auch indirekt von unserem Wirken betroffen sind!

Komm, machen wir uns einmal den Spaß und rechnen das mal durch:

Du bringst die Kassiererin (die natürlich auch ein Kassierer sein kann) richtig zum Lachen. Ihr kullern sogar die Tränen über die Backen- sie kriegt sich kaum noch ein.

Nehmen wir einmal an es ist gerade Mittagszeit und sie hat noch 6 Stunden Arbeit vor sich, die sie jetzt völlig gelöst und fröhlich, verrichtet.

Wie viel Kunden kommen im Schnitt pro Stunde an die Kasse? Ich habe ehrlich gesagt keine Ahnung. Auch gehe ich davon aus, dass sich nicht alle von der Heiterkeit anstecken lassen. Es gibt einfach "Muffel" die wollen schlecht gelaunt sein und verteidigen mit allen Mitteln ihren Gram.

Rechnen wir ganz negativ und sie hat am Nachmittag **nur** 20 Menschen fröhlich gestimmt. Diese 20 haben in ihrem privaten oder auch beruflichen Umfeld auch wieder Begegnungen. Rechnen wir das auch niedrig mit 5 Menschen, die mit dem Frohsinn angesteckt werden. Das sind schon mal 100 Menschen, die gut gelaunt durchs Leben marschieren. Wenn du das Spielchen weiterspinnst, kommst du sehr schnell bei astronomischen Zahlen an.

So ist es bei allen deinen Handlungen- sie haben alle eine Auswirkung. Diese können ein Ausmaß erreichen, das du dir nicht vorstellen kannst.

Aber dazu gleich mehr im nächsten Absatz.

Noch einmal zurück zur Empathie. Was ich dir mit diesem kleinen Beispiel verdeutlichen möchte ist: Schaue dir deine Mitmenschen an, laufe nicht achtlos an ihnen vorbei. Versuche wahrzunehmen wie sie sich gerade fühlen. Das kannst du im privaten Umfeld sehr gut üben. Deine Lieben zu Hause kennst du ja sehr gut. Hier kannst du die Auswirkung deines Handelns sehr gut erkennen.

Erzählst du zu Hause ein schönes oder lustiges Erlebnis, hellen sich die Gesichter deiner Familienmitglieder schnell auf und sie freuen sich mit dir.

Dagegen schimpfst und wetterst du beim Abendessen über deinen idiotischen Chef und ebensolche Kollegen, werden deinem Partner und deinen Kinder schnell die Mundwinkel herunterfallen.

Überlege vorher gut, was du jemanden erzählen willst. Alles bleibt in und an den Menschen haften. Deine schlechte Energie "klebt" sozusagen dann am nächsten und der gibt sie dann wieder weiter. Auch hier gibt es diesen Dominoeffekt, nur eben im negativen Sinn.

Die beiden alten Sprüche kennst du sicherlich:

"Wie man in den Wald hineinruft, so kommt es zurück."

und:

"Was du nicht willst, das man dir tut, das füge keinem anderen zu."

Übernimm Verantwortung für dein Leben, es ist **dein** Leben. Das, was du erlebst, hast du dir ausnahmslos selber eingebrockt. Wenn es bei dir irgendwo zwickt und zwackt, dann lies weiter. Vielleicht entdeckst du ja **deine** Schwachstelle in deinem Sein und kannst etwas ändern, um heil zu werden.

Nichts ist voneinander getrennt- alles ist eins

Wir haben als Mensch einen gewaltigen Denkfehler,

oder besser ausgedrückt- wir haben das so gelernt bekommen:

Wir sehen uns voneinander getrennt:

Ich bin ein Mensch, eine Frau,

da Draußen ist die Natur mit den Pflanzen,

ebenfalls Draußen sind die Tiere,

und jede Menge anderer Menschen sind auf dem ganzen Planeten verteilt.

Diese Trennung ist aber eine Art optischer Täuschung.

Alles hat eine Auswirkung und alles ist mit allem verbunden.

Schau, alleine durch das Wasser sind wir auf dem ganzen Planeten mit allen Lebewesen verbunden. Wasser verdunstet und regnet wieder woanders ab.

Die Großkonzerne denken immer sie sind besonders schlau, wenn sie in China die Jeanshosen billig produzieren lassen, um maximalen Profit zu erzielen. Den Inhabern der Ladenketten ist es völlig egal, wenn die Gewässer in China vergiftet werden, die Arbeiter in Baracken leben müssen und nur einmal im Jahr ihre Familien sehen können.

China ist weit weg, Hauptsache der Gewinn ist maximiert.

Hier liegt die Verantwortung natürlich **auch** bei demjenigen der diese Art Geschäftspraktiken mit unterstützt. Das ist derjenige, der diese Produkte kauft.

Übrigens lassen sogenannte "Nobelmarken" ihre Klamotten unter ebenso katastrophalen Bedingungen im Ausland produzieren. Nur kleben die ihr Label auf die Hose und können dann die Hose für einen mindestens 10 mal höheren Preis verkaufen.

Ich möchte nicht mit erhobenen Zeigefinger aufzeigen was in der Welt alles schiefläuft. (Das würde dann so eine Art Enzyklopädie werden...)

Es geht um **deine** Heilung und um **deine** Gesundheit..

Alles ist Energie und miteinander verbunden. Ich sage dir, wenn du nur das siehst, was du sehen willst, kannst du niemals heil werden. Ich weiß: Starker Tobak, damit werde ich mir nicht nur Freunde machen. Aber es geht hier nicht um mich, sondern um dich und die Wahrheit.

Geld ist nichts anderes als Energie. Du hast einmal gearbeitet und dafür ein paar bedruckte Scheine bekommen oder ein paar Zahlen in deinem Computer.

In diesen Scheinen steckt vielleicht viel Schweiß deiner Arbeit, außer du arbeitest beim Amt, dann eher nicht. (Ich entschuldige mich bei den Beamten, aber ich darf mich über diesen Berufsstand lustig machen, ich war selbst früher bei einer Behörde beschäftigt!!!)

Wenn du diese Energie in Form von Euroscheinen weitergibst, dann hat das eine Auswirkung auf viele Menschen.

Du wünschst dir Gesundheit und ein schönes Leben. Dann

sage ich dir noch einmal:

Alles, was du aussendest kommt zu dir zurück!

Wenn du dein Geld Konzernen gibst, die soviel Schaden auf dem Planeten und an den Menschen anrichten, dann musst du auch damit rechnen genau diese Energie wieder zurückzubekommen. So einfach ist das.

Ich mache das so: Ich kaufe mir wenig Kleidung, dafür aber immer aus Materialien die ökologisch einwandfrei hergestellt wurden. Die Schadstoffe von konventionell hergestellter Kleidung schaden der Gesundheit enorm. Über die Haut werden die Gifte aufgenommen, die gelangen dann in das Blut. Übrigens, über die Haut nimmst du natürlich auch die Chemikalien deiner Kosmetikprodukte auf.

Ein kleiner Tipp: Olivenöl ist eine wunderbare Bodylotion, Haarspülung und Gesichtscreme. Seit 20 Jahren verwende ich keine andere Kosmetika außer Olivenöl. Kann ich nur empfehlen. (Die Haare wasche ich natürlich nicht mit Öl!(grins))

Es wird Zeit, dass wir dieses immer billig und noch billiger-Geschäftsmodell abschaffen. Deutschland war einmal ein Land, das hervorragende Dinge produzierte. Es gab Weltklasse Entwicklungen, Erfindungen und ein Label: Made in Germany, echte deutsche Wertarbeit. (Das Label gibt es noch, aber den Rest?) Die Produkte waren einst auf der ganzen Welt begehrt, weil man wusste, die Deutschen produzieren Produkte die sind unkaputtbar. Da müssen wir wieder hin. Heute sind wir eine regelrechte Wegwerfgesellschaft geworden, das muss aufhören!

Ich kann mich noch daran erinnern, als wir vor 25 Jahren unseren Urlaub in Spanien verbrachten und ich richtig entsetzt war über den vielen Plastikmüll der Spanier. Die hatten damals schon ihre Getränke in Plastikflaschen abgefüllt und es gab jede Menge Plastikverpackung im Supermarkt. Also die Getränke in den Plastikflaschen haben mich wirklich total schockiert. Ich konnte nicht fassen, wie man so etwas Blödsinniges machen kann! Da waren wir Deutschen gegenüber den Spaniern doch richtig fortschrittlich. **Wir** hatten ja Pfandglasflaschen, **wir** produzierten nicht so viel Müll!!!!! Jetzt frage ich mich ernsthaft, wer hier der Hinterwäldler ist? Es war genau anders herum: Die Spanier waren uns nur in der Zeit voraus!

Du weisst selbst wie es jetzt bei uns aussieht: Unser Glaspfandsystem ist fast völlig abgeschafft, und der allergrößte Teil unserer Getränke ist in Plastikflaschen abgefüllt!!!

Wenn ich mich nicht so gut mit den Energiegesetzen auskennen würde und nicht wüsste, dass alles wieder zu mir zurückkommt, dann würde ich jetzt noch etwas zu diesem Thema schreiben...

Ich lasse es lieber bleiben, ich habe keine Lust auf schlechte

Energie...

Sie erzählen uns immer etwas von Wachstum und jeder versteht nur: Kaufen, kaufen und nochmal kaufen. Klar, die Konzerne verdienen nur etwas, wenn wir kaufen. Stell dir folgendes vor:

Früher brachte man Dinge zum Reparieren wenn sie kaputt waren. Dafür gab es spezielle Berufe. Als ich Kind war, trug ich unsere kaputten Schuhe immer zum Schuster. Das war ein eigenständiges Geschäft. Die Schuhe wurden immer wieder repariert, das war normal. Alles wurde immer wieder repariert und so sollte es auch wieder sein.

Heutzutage wird absichtlich Schrott produziert, damit die Menschen permanent kaufen.

Es liegt an uns, **wir** haben es doch in der Hand. Geld ist auch Energie. Überlege dir das nächste Mal gut wem du deine Energie gibst. Wen möchtest du unterstützen? Kaufst du vielleicht in einem kleinen Biobauernhof dein Gemüse ein oder sparst ein bisschen um dir eine schöne handgetöpferte Schüssel zu kaufen- damit gibst du dein Geld Menschen, die sich über deinen Einkauf freuen. So schlägst du gleich mehrere Fliegen mit einer Klappe:

Du isst gesunde Lebensmittel, schonst die Umwelt und unterstützt Menschen die sich abmühen, um etwas Gutes zu produzieren. Sie machen sich den Buckel krumm beim Unkraut jäten und fahren nicht mit ihren tonnenschweren Traktoren die Böden platt um ihre giftigen Unkrautmittel zu versprühen.

So kannst du als Verbraucher sehr viel bewirken, ohne großen Aufwand.

Ich muss immer schmunzeln, wenn ich wieder einen Aufruf im Internet lese: Petition gegen...

Ich unterschreibe grundsätzlich keine Petitionen. Ich bin nicht gegen etwas. Nein, ich unterstütze einfach wissentlich keine Dinge, die ich nicht möchte. So einfach ist das. Ein Hintertürchen lasse ich mir noch offen: Ja natürlich muss ich auch Kompromisse eingehen, wenn ich hier leben will. Ohne Kompromisse müsste ich im Wald fernab der Zivilisation leben. Dazu bin ich nicht bereit, noch nicht bereit- wer weiß was noch alles kommt.

Ich wollte dir in diesem Absatz nicht mit erhobenem Zeigefinger erklären wie umweltfeindlich dein Verhalten vielleicht ist- nein um das ging es jetzt überhaupt nicht, sondern einzig und alleine darum, dass dir bewusst wird, dass alles, was du tust, eine Auswirkung hat. Dieses Büchlein handelt von Heilung. Du hast vielleicht ein gesundheitliches Problem und suchst Hilfe, deshalb liest du gerade diese Zeilen. Jegliche Handlung in deinem Leben hat eine Auswirkung- diese Energie verpufft nicht irgendwo, **nein** sie kommt irgendwann zu Dir zurück. Wenn du viel ungesunde

Energie in den Äther bläst, kommt diese auch wieder zurück. So einfach ist das.

Jetzt wirst du vielleicht sagen: Habe ich jetzt Gicht, weil ich meine Hosen immer beim Tikki gekauft habe?

Selten, dass Energie sofort wie ein Bumerang zurückkommt. Meist kommt die ausgesendete Energie zeitverzögert und aus einer völlig anderen Richtung zurück.

Das ist auch nicht wichtig zu wissen. Es geht darum, dass Du ein bewusster Mensch wirst, der Verantwortung für sein Leben übernimmt. Ein Mensch der nicht egoistisch herumläuft so nach dem Motto: Hauptsache mir gehts gut... (Achtung!!! Bitte nicht verwechseln mit der Tatsache, dass wir uns um uns kümmern sollen)

Das hat auch etwas mit Liebe zu tun. Verhalten wir uns liebevoll, werden wir auch auf unsere Mitmenschen Rücksicht nehmen. Auch auf diejenigen die wir gar nicht kennen. Warum sollte uns denn ein Mensch nur weil er in China wohnt weniger wichtig sein, als unser Bruder?

Wir sind alle nur eine begrenzte Zeit auf diesem Planeten. Die Erde gehört uns nicht. Wir sind nur Gast. Auch wenn es so etwas wie ein Erbrecht gibt, können wir trotzdem keinen Besitz haben. Das ist völliger Blödsinn. Nur weil auf einem Blatt Papier eine Nummer steht und ein wichtiger Stempel von einer noch wichtigeren Behörde ist, gehört uns doch nicht wirklich etwas. Gar nichts können wir mitnehmen, außer unser Bewusstsein, unsere Seele und unsere schönen

Momente.

Ich möchte diesen Planeten einmal schöner hinterlassen, als ich ihn vorgefunden habe. Das ist ein toller Gedanke. Es gibt Menschen, die Ihr ganzes Leben lang enorm viele Bäume pflanzen. Die haben es sich zur Lebensaufgabe gemacht, ständig Bäume zu pflanzen. Das ist doch toll!

Stell dir vor so jemand stirbt, kommt im Jenseits an und sitzt dann so mit anderen Seelen herum. Wie es halt so ist, wird geratscht und jeder erzählt, was er denn so alles auf der Erde gemacht hat. Derjenige, der sein ganzes Leben lang permanent Bäume gepflanzt hat, wird sicherlich am meisten Applaus ernten.

Ein wunderschönes und erfülltes Leben.

Bewusstes essen

Es hat sich in unserer schnelllebigen Zeit so eingebürgert die Mahlzeiten gerne mal am "Vorbeigehen" einzunehmen. Nach der Arbeit oder zwischendurch wird an der Imbissbude angehalten und Pommes mit einem Würstchen verdrückt. Das Abendessen wird in die Mikrowelle oder den Backofen geschoben und rucki zucki ist das leckere Fertiggericht aufgewärmt. Die gesundheitlichen Folgen dieses unnatürlichen Verhaltens sind in den Statistiken von

Krankheitsbildern der Industrienationen abzulesen.

Diabetes, Krebs, Rheuma, Gicht, Allergien, Fettleibigkeit, Darmerkrankungen, Herz-Kreislauferkrankungen, Schlaganfälle und Demenz sind die Quittung für diesen ungesunden Lebensstil.

Liebe soll ja angeblich durch den Magen gehen.

Früher gab es natürlich auch diese Erkrankungen, aber die Anzahl der Betroffenen war verschwindend gering. Das ist ganz einfach zu erklären: Früher waren viele Menschen noch arm und das Essen war sehr einfach.

Es gab kaum Agrarindustrie, es wurde nicht oder kaum gedüngt und gespritzt. Die Menschen haben ihre Mahlzeiten aus dem Gemüse bereitet, welches regional zur Verfügung stand. Importware gab es noch nicht.

Genetisch bedingt sind die Früchte die in unserer Gegend wachsen am gesündesten für uns. Wir können exotisches Obst und Gemüse nicht so gut verwerten als heimische Sorten. Schau mal, meine Oma hat sich bevorzugt von Kraut, Äpfeln, Kartoffeln und Mehlspeisen ernährt. Ab und an gab es ein Stückchen Schweinefleisch. Es war eine einfache Kost, damals im und nach dem Krieg waren die Menschen froh, wenn sie überhaupt satt wurden. Weggeschmissen wurde natürlich nichts. Kraut in allen möglichen Variationen wurde andauernd gegessen. Wenn du dich ein bisschen mit den Inhaltsstoffen von Lebensmitteln auskennst, wirst du wissen, dass Sauerkraut eines unserer gesündesten Nahrungsmittel überhaupt ist. Sauerkraut entgiftet hervorragend unseren Körper. Ganz besonders erwähnenswert ist die Eigenschaft, dass Kraut den Darm schön durchputzt. Solche Dinge wie Polypen gab es damals kaum oder man wusste es einfach nicht. Durch die ballaststoffarme Nahrung und das viele Sitzen wird der Darm immer träger und irgendwann krank.

Ich bin wieder einmal abgeschweift. Eine kleine Lebensmittelkunde kommt noch ein bisschen später.

Es geht um bewusstes Essen, da reise ich gleich noch einmal in die Zeit meiner Oma zurück. (Also die Kriegs- und Nachkriegszeit) da gab es natürlich noch keine Fertigprodukte. Das Essen wurde jeden Tag frisch gekocht. Einmal täglich gab es eine warme Mahlzeit und einmal Brotzeit. Die Menschen brauchten damals natürlich noch kein Fitnessstudio. So etwas gab es damals noch nicht für die Bevölkerung, wozu auch?

Die Menschen waren meist Bauern und den ganzen Tag auf dem Feld oder im Stall beschäftigt. Von Sonnenaufgang bis Sonnenuntergang wurde körperlich schwer gearbeitet.

Die Mahlzeiten waren eine willkommene Abwechslung, da es die einzigen Pausen bei der Plackerei waren. Alle saßen zusammen an einem Tisch und haben es sich schmecken lassen. Glaub mir, die Menschen damals haben **sehr bewusst** gegessen. Die Mahlzeit gab ihnen wieder Kraft und Energie für die weiteren Arbeitsstunden.

Es ist enorm wichtig, alles was du dir in den Mund steckst,

bewusst zu genießen. Kaue ganz genüsslich jeden Bissen. Denke immer daran, es ist ein Geschenk, dass du dich satt essen darfst. Es ist nicht selbstverständlich, ein permanentes Überangebot an Essen zur Verfügung zu haben. In einem großen Teil der Welt ist Hunger immer noch bittere Realität.

Nimm dir die Zeit und koche dir eine schöne Mahlzeit. Das muss überhaupt nicht aufwendig sein. Solltest du wenig Zeit haben, dann röste dir ein paar Kartoffeln ab, dazu einen kleinen Gurkensalat und anschließend einen Apfel, fertig ist eine wunderbare Mahlzeit. Es gibt so viele Möglichkeiten schnell und auch preisgünstig aus biologischen und regionalem Gemüse eine gute Mahlzeit zu kochen.

Ich habe mir angewöhnt, da ich manchmal nicht soviel Zeit zum Kochen habe, dass ich gleich für 2 Tage koche.

Ich bereite gerne aus Amaranth, Bohnen und Gemüse so kleine Pflänzchen zu. Die brutzele ich in der Pfanne heraus und friere einen Teil ein. Wenn es einmal eilt, habe ich eine warme Mahlzeit ohne großen Aufwand. Ein bisschen Gemüse dazu oder nur einen Salat und fertig ist das Essen. Ich habe immer in der Gefriertruhe verschiedene Mahlzeiten eingefroren, wenn es einmal schnell gehen muss.

Wenn du es nicht schaffst langsam und bewusst zu essen, empfehle ich dir eine Heilfastenkur. Nach 14 Tagen ohne einen Bissen im Mund, wirst du anschließend sehr sehr bewusst essen, das kannst du mir glauben!!! Alles wird dir ein

Genuss sein, selbst eine langweilige Gemüsebrühe wird ein regelrechter Gaumenschmaus. Ich weiß, wovon ich spreche, das Fasten ist bei mir seit 20 Jahren ein festes Ritual, das ich ein- bis zweimal jährlich durchführe. Das hilft mir immer wieder zu einem "normalen" Essverhalten zurückzukehren.

Sei für jede Mahlzeit dankbar und überlege dir ganz genau was du alles in deinen Mund hineinsteckst. Überlege dir ebenfalls, ob du in diesem Moment überhaupt Hunger hast.

Das ist auch ein Problem unserer Zeit: Wir essen alle viel zu viel.

Es ist schon ein wenig dekadent, dass wir auf der einen Seite zu viel essen um im Anschluss die überschüssigen Energiereserven wieder mühselig abtrainieren müssen, damit wir nicht in kürzester Zeit zu kugeln anfangen. Wir könnten uns viel Geld und Ressourcen sparen, wenn wir einfach nur soviel essen würden, wie wir auch tatsächlich zum Leben benötigen. Es ist unsinnig Fettreserven anzulegen, wenn keine Hungersnot in Aussicht ist.

Ich weiß allerdings, dass es nicht leicht ist bewusst zu essen, auch aus eigener Erfahrung. Das ist mit ein Grund meines regelmäßigen Heilfastens. Da komme ich einfach wieder zu einem "normalen" und gesunden Essverhalten zurück.

Achtsamkeit

Heilung durch Hingabe, das ist eine sehr tiefgründige Aussage. Zuvor sollte man über Achtsamkeit sprechen. Das kann und sollte man sogar üben. Weißt du von Kindheit an, werden wir von unseren Eltern, Lehrern und Medien geprägt. Wir bekommen sehr oft sogar, nein **zu oft** viele Dinge gelernt, die uns später in unserer Entwicklung, hinderlich sind.

Die Kleinsten werden regelrecht trainiert ich hätte jetzt beinahe "dressiert" gesagt, um später einmal erfolgreich zu werden. Kleine Kindergartenkinder müssen schon lesen lernen und die Schulkinder werden auf Erfolg gedrillt!

Heutzutage müssen viele Dinge gleichzeitig erledigt werden, um den Anforderungen der Gesellschaft gerecht zu werden. Besonders die Frauen kennen das Problem ganz besonders, sie sind daran gewöhnt mehreren Berufen gleichzeitig nachzugehen. Kaum eine Frau kann sich noch auf die Kindererziehung und den Haushalt konzentrieren. Nein sie muss noch nebenbei in die Arbeit gehen. Wenn sie Glück hat bleibt es bei einem Job, manchmal sind es sogar zwei.

Bei den Männern sieht es auch nicht viel besser aus, ihre Jobs sind oft sehr stressig, die Arbeitstage und Fahrtwege lang und damit nicht genug: Nach der Arbeit wird noch diversen Hobbys nachgegangen. Die Gesellschaft toleriert keine Faulenzer. Wenn montags in der Arbeit von den Kollegen gefragt wird, was man denn am Wochenende so alles erlebt habe und die Antwort lautet: "In der Hollywoodschaukel gesessen und am Abend auf dem Sofa abgehangen"

-so jemand ist alles andere als **in**!

Wer in einem Hamsterrad lebt, wird auf die Dauer nicht gesund bleiben können. Das ist amtlich. Die Seele wird ganz sicher früher oder später eine Notbremse ziehen. Das ist notwendig, denn sonst rauscht bei solchen Menschen das Leben im Volldampf vorbei und nicht ein einziger Tag wurde je bewusst gelebt. Was für eine Verschwendung. Das darf nicht sein. Überlege doch einmal, es kann doch nicht normal sein, dass du nur im Laufschritt deinen Alltag bestreitest?

Ja, es ist **nicht normal**! Dieses Modell haben sich, ich würde mal sagen, gar nicht nette Menschen ausgedacht, um dich immer schön auf Trab zu halten. Damit du nicht zum Nachdenken kommst, wirst du permanent mit Freizeitangeboten überhäuft. Menschen, die achtsam sind, bemerken, dass da irgend etwas nicht stimmt und hinterfragen die Lebenssituation. Sie würden dann sogar aus dem Hamsterrad aussteigen. Das wollen Großkonzerne nicht. Weißt du warum nicht? Mit "solchen" Menschen ist kein Geld zu verdienen. Ich weiß, wovon ich spreche. Mein Mann und ich waren viele Jahre lang selbständig, hatten Haus und Kind.

Erst als wir aus diesem Rad ausgestiegen sind, haben wir das Leben und die Gesundheit wieder gefunden. Dazu muss man nicht in eine Hütte im Wald ziehen und sich nur noch von Grünzeug ernähren- Nein! Das wird gerne verwechselt. Man kann ganz normal seiner Arbeit nachgehen, aber einfach ein bisschen **langsamer.**

Stell doch mal dein Leben auf den Prüfstand. Nimm dir ein Stündchen Zeit, ein Blatt Papier und gehe gedanklich deinen Tages- und Wochenablauf durch. Magst du jeden Augenblick, den du von Mo-So erlebst so wie er ist? Dann ist alles in Ordnung. Gratulation, alles richtig gemacht. Wenn dir dein Beruf oder dein Hausfrauendasein Freude macht, ist das klasse. Was gibt es Schöneres als ein Leben, das bewusst gelebt wird und auch wirklich glücklich macht!

Sollte auch nur ein einziger Punkt dabei sein, der dich nervt und dir dein Leben vermiest, solltest du diesen Aspekt ändern. Es ist **dein** Leben, du lebst dieses Leben nur einmal.

Stell dir jetzt einmal vor, du bist, sagen wir 105 Jahre alt und der Sensenmann hat bei dir angeklopft und gemeint es wäre langsam Zeit "umzuziehen". Du hast 40 Jahre deines Lebens in einem Beruf zugebracht den du zum ko... gefunden hast. Täglich hat sich schon beim Aufstehen dein Magen umgedreht. Du hast nur von Wochenende zu Wochenende und zum nächsten Urlaub gelebt. Im Übrigen, das Magenweh muss dich da auch nicht wundern... .

Wenn die Zeit unwiderbringlich vorbei ist und das ist sie, wenn der Sensenmann vor der Tür steht, dann ist es zu spät!

Du hast immer eine Wahl. Warte nicht zu lange, die Zeit vergeht sehr sehr schnell.

Ich möchte dir keinen Floh ins Ohr setzen und dich zu einer

Kurzschlusshandlung animieren! Also bitte nicht die Koffer deines Mannes oder deiner Frau packen und vor die Türe stellen und deine pubertierende Tochter im nächsten Kinderheim abgeben!

Ich möchte dich nur zum **Überdenken** deiner Lebenssituation animieren.

Achtsamkeit kannst du trainieren. Unser Gehirn kann unwahrscheinlich viel lernen. Es ist in der Lage bis ins hohe Alter neue Verbindungen aufzubauen. Das Gehirn wird nicht durch einen einmaligen neuen Impuls sofort umprogrammiert, sondern ständiges Lernen verändert die Gehirnstruktur und irgendwann wird es ein Selbstläufer.

Genau diese Erfahrung habe ich mit Meditation gemacht. Anfangs konnte ich meine Gedanken keine Minute, ach was sage ich, keine paar Sekunden ausschalten. Abschalten: Fehlanzeige. Je mehr ich zur Ruhe kommen und mich auf meine Blumenwiese konzentrieren wollte, desto mehr Gedanken kamen herein. Was mir da so alles in den Sinn kam: Vom "was koche ich heute Mittag bis hin zu: ich darf nicht den Antrag für die Kontoeröffnung vergessen abzugeben!" Es ratterte wie verrückt. Ich wusste, dass ich geduldig sein müsse, und blieb beharrlich bei meinem "Training". Täglich habe ich versucht mich auf meine Blumenwiese zu konzentrieren. Ich ging da nicht verkrampft heran. Es war mir egal, wenn mein Verstand nur ein paar Sekunden Ruhe gab.

Ich kam immer und immer wieder zurück. Es dauerte bei mir sehr sehr lange bis ich kleine Erfolge erzielte. Immer länger wurden die Abstände zwischen den Gedanken. Jetzt kann ich das aus dem Effeff. Abschalten kann ich mittlerweile an jedem beliebigen Ort, wenn ich das möchte. Da bin ich einfach nur da und atme, sonst nichts. Das ist toll. Natürlich ist auch bei mir nicht jeder Tag gleich. Das ist völlig normal, dass es Tage gibt, an denen die Gedanken ein bisschen nerven.

Asiatische Mönche lernen Achtsamkeit unter anderem mit folgender Übung:

Sie rezitieren ihre Mantren kniend und plötzlich kommt ihr Meister und schlägt ihnen mit einem Stock auf den Rücken. So werden sie aus diesem "schläfrigen" Mantra singen aufgeschreckt und sind wieder ganz da. (Ohne diese "Unterbrechung" würden sich einige Mönche den Kopf anschlagen, wenn sie einschlafen würden...(grins).

Achtsamkeit heißt immer präsent zu sein, nichts mehr unbewusst oder nebenbei tun. Die Sinne sollen geschärft sein und vor allen Dingen sollst du mit offenen Augen durch die Welt marschieren.

Stell dir doch mal vor, ein blinder Mensch könnte plötzlich sehen. Wie würde er durch deinen Garten gehen? Unbeschreiblich! Er wäre erstmal sprachlos, vielleicht würde er sogar weinen. Dann würde er jauchzen, singen und lachen, wahrscheinlich stundenlang. Die vielen Farbnuancen und die Artenvielfalt der Pflanzen würden ihn schier platzen lassen vor Begeisterung.

Versuche dich wenigstens ein kleines bisschen in so einen Menschen hineinzuversetzen und gehe dann in deinen Garten oder in den Wald. Nimm dir nur eine Stunde Zeit und sei völlig da. Betrachte alles mit den Augen eines Menschen der erst jetzt die Augen geöffnet hat. Öffne dein Herz. Sei wie ein Kind und betrachte die Welt mit deiner ganzen Liebe. Aber sei jede Minute achtsam, höre auf die Geräusche, spüre den Wind und schnuppere, wie die Luft gerade riecht. Falls du gerade im Wald bist, sei achtsam dass dich kein Fahrradfahrer umfährt, während du auf Blumenexkursion gehst....(kleiner Scherz am Rande)

Es gibt unzählige Achtsamkeitsübungen die in verschiedenen Religionen gelehrt werden. Ich übe solche Dinge lieber in meinem Alltag. Das ist ähnlich, wie mit dem Essen, das aus fernen Ländern kommt: Praktiken, die zum Beispiel in einem tibetanischen Kloster gelehrt werden, lassen sich nur schwer in unserer Kultur umsetzen. Es fühlt sich für uns einfach fremd an. Der Nutzen ist demzufolge auch sehr gering. Unser Alltag bietet sehr viele Möglichkeiten, um zu üben, da müssen keine teuren Workshops besucht werden oder stundenlang Mantras gesungen werden.

Achtsamkeit lässt sich wunderbar üben, wenn man zwei kleine Kinder am Rockzipfel hängen hat, der Mann hungrig nach seinem Essen schreit, der Hund unbedingt Gassi geführt werden **muss** und das Telefon nicht mehr aufhören will zu klingeln. Einen besseren Ort Gelassenheit, Ruhe und

Achtsamkeit zu üben kann es nicht geben. Wenn du es in diesem Chaos mit einer gefühlten 10fach Belastung, schaffst ruhig zu bleiben, keinen Schreikrampf zu bekommen und nichts an die Wand zu werfen, bist du ein Meister geworden. So einfach ist das.

Es ist wirklich ganz einfach: Du wirst nicht innerhalb kürzester Zeit **immer** achtsam sein, das geht gar nicht. Sie ganz sanft zu dir: Immer wenn du wieder in deinem Trott und unbewusst bist, dann komme einfach wieder zurück und sei ganz da. Es ist schon ein Gewinn, wenn du es merkst, dass du wieder einmal mit deinen Gedanken ganz woanders als bei der Sache warst. Dann schweifst du wieder ab und plötzlich erinnerst du dich wieder und kommst zurück. Das geht unzählige Male so, denke nicht darüber nach, dass du versagst oder es nicht kannst! Mit diesen Gedanken bist du sonst wieder in einer negativen Energie. Sei einfach stur wie ein Esel. Egal wie oft es nicht klappt, mindestens genauso oft klappt es. Das ist doch toll!!

Du wirst feststellen immer öfter denkst du daran und kehrst wieder zurück. Es kommt der Zeitpunkt, wo du fast den ganzen Tag lang sehr bewusst sein wirst.

In diesem Zustand werden sich unter anderem deine Befindlichkeitsstörungen auch verändert haben, und noch vieles andere auch in deinem Leben.

Fühle den Schmerz

Die Schwierigkeit unserer sogenannten zivilisierten Gesellschaft ist: Wir möchten für jedes Problem sofort eine Lösung. Wir halten nichts mehr aus, alles muss sich sofort zum Besseren wenden. Der Ehemann nervt, sofort wird er ausgetauscht gegen einen Neuen, der Computer läuft immer langsamer, sofort wird ein Neuer gekauft, die lärmenden Nachbarn gehen einen auf den Senkel, na dann zieht man einfach um und die Kopfschmerzen kann man ja ganz leicht mit einer Tablette ausschalten.

Noch vor nicht allzu langer Zeit, sagen wir einmal kurz nach dem Krieg, da hielten die Menschen noch etwas aus. Sie waren Schmerz, Leid und vor allen Dingen Hunger gewöhnt. Da gab es kein Wehklagen, wozu auch? Bei wem hätten sie sich beschweren sollen? Alle Menschen waren ja von den schrecklichen Ereignissen betroffen. Es gab kaum Menschen die nicht hungernd und frierend im Bett lagen. Selbst banale Krankheiten konnten, aufgrund mangelnder medizinischer Versorgung, schnell einmal zum Todesurteil werden. Es ging in dieser Zeit nur um das nackte Überleben. Die Häuser mussten wieder aufgebaut werden. Dies war Aufgabe der Frauen und Kinder, da es schlichtweg kaum noch Männer gab.

Diese Menschen lernten ihre Schmerzen einfach zu ignorieren oder zu akzeptieren. Klar, alles was verdrängt wird, kommt auch wieder zum Vorschein, meistens dann, wenn wir dafür gar keine Zeit haben...

Was ich dir allerdings mit diesem Beispiel sagen will ist, es ist nicht immer ganz schlecht etwas auszuhalten. Wenn wir etwas akzeptieren und annehmen, kann es sich verändern. Sie hatten damals gar keine andere Wahl, als die Dinge so anzunehmen, wie sie waren, da es keine andere Möglichkeit gab, als diese schwere Zeit durchzustehen.

Leid entsteht immer dann, wenn der Ist-Zustand nicht akzeptiert wird. Der Wunsch setzt sich fest: Es müsste anders sein.

Du möchtest keine Schmerzen haben, somit ist der Ist-Zustand nicht Recht. Du willst weg vom gegenwärtigen Moment, in einen anderen "besseren" Moment ohne Schmerzen. Deshalb nimmst du eine Schmerztablette, weil du weißt in 10 Minuten ist das quälende Gefühl verschwunden.

Deine Seele hat dir etwas zu sagen und schickt dir Schmerzen, damit du endlich zuhörst.

Nimm dir doch mal die Zeit und höre zu. Setze dich hin und fühle den Schmerz. Gehe völlig hinein in den Schmerz. Keine Angst, dass du das nicht aushältst. Du kannst viel aushalten. Wenn es zu viel wird, kannst du immer noch zu deiner alten Methode zurückkehren und eine Pille einwerfen.

Schmerzen wollen gefühlt werden. Das ist so ähnlich wie mit den Gefühlen, die immer weggedrückt werden. Auch sie wollen gefühlt werden. Wie du unliebsame Gefühle auflösen kannst, habe ich in 2 Büchern und in meinem Blog beschrieben.

Ich zeige dir eine Technik, wie du körperliche Schmerzen auflösen kannst.

(Im Übrigen ist es die selbe Anleitung wie bei den Gefühlen)

Setze oder lege dich an einen ruhigen, ungestörten Ort.

Mache es dir bequem.

Atme gaaaaaanz langsam in deinen Bauch ein und

wieder gaaaaaaaaanz langsam aus.

Dein Bauch sollte sich dabei wölben, also gaaaaaanz dick werden.

Konzentriere dich nur auf den Atem. Schalte deinen Verstand aus.

Du wirst mit dieser Atmung automatisch immer ruhiger.

Nur das: Langsam in den Bauch ein und wieder langsam ausatmen, immer wieder.

Jetzt lenkst du deine Aufmerksamkeit auf deinen Schmerz.

Atme weiter ganz langsam ein und aus und fühle den Schmerz.

Wende dich dem Schmerz freundlich zu. Sage ihm, er dürfe so lange bleiben, wie er wolle. Wenn er keine Lust mehr hat zu bleiben, dürfe er über deine Aura gehen.

Ich stelle mir den Schmerz immer als ein Schaf vor. Ich kraule und knuddel es und sage ihm es darf gehen, wenn es keine Lust mehr hat zu bleiben.

In diesem Zustand des Atmens und liebevollen Knuddeln meines Schmerzes (Schafes) bleibe ich so lange, bis der Schmerz verschwindet und mit ihm das Schaf.

Ich spüre dann immer eine große Erleichterung.

Ich fühle: Jetzt ist es vorbei.

Das Grundproblem meines "Leidens" ist gegangen.

Da ist es mir völlig egal wie lange es dauert, bis es sich löst.

Ich habe da schon einige Übung und kann das Auflösen eines Schmerzes auch durchführen, wenn ich irgendwo unter Menschen bin. Bis du allerdings so routiniert bist, solltest du dir immer ein ruhiges Plätzchen suchen, da funktioniert das immer bestens.

Schmerzen wollen gesehen und beachtet werden. Wenn wir sie immer "weghaben wollen" kommen sie immer wieder.

Achtung! unser Körper ist groß, es gibt viele Stellen, die weh tun können!!!!

Du kannst mit einer Therapie vielleicht ein Symptom bekämpfen und es ist scheinbar weg, aber glaub mir das Problem kommt an einer anderen Stelle wieder. Klar, die Seele ist hartnäckig, sie findet immer wieder Stellen, an denen sie dich piesacken kann!

Über den Körper und die Schmerzen werden wir gezwungen in die Ruhe zu gehen und zu atmen. Über den Atem kannst du alles auflösen.

Der Atem ist das Tor zur Seele. Das ist die Verbindungstür zwischen feststofflichen Körper und feinstofflichen Körper.

Weißt du wir Menschen und sage bewusst "wir", hören ja nicht gerne zu. Wie heißt es so schön? "Wer nicht hören will, muss fühlen!"

Ich bin da keine Ausnahme, ich musste auch diesen schmerzlichen Weg gehen.

Wenn es uns gut geht, alles läuft, dann sehen wir keine Veranlassung in Meditation zu gehen- nein, dazu muss es erst richtig weh tun, dann suchen wir nach Lösungen. Meist nehmen wir noch Umwege in Form von Tabletten, Operationen oder auch alternativen Therapiemethoden bis wir erkennen, dass **wir uns selbst** um uns kümmern müssen.

Achtung! Das war kein Aufruf sich nicht operieren zu lassen oder keine Tabletten zu nehmen. (Hoffentlich leben wir bald auf unseren neuen Erde, dass ich mir solche schwachsinnigen Warnhinweise sparen kann, aber in der alten Welt gelten noch immer solch komischen Regeln)

Wenn du dich ganz dem was ist hingibst, also ganz mit dem Schmerz bist und ihn nicht verändern willst, dann passiert das Wunder:

Dann kann sich alles ändern, dann hast du deine Energie herausgenommen.

Dann hast du dich ganz Gott übergeben:

Nicht **mein** Wille geschehe,

sondern **dein** Wille geschehe.

Der Schmerz darf so lange bleiben, wie er will, auch für immer.

Das ist Kapitulation.

Wenn dein Verstand **nicht** mehr sagt: Du musst aber schmerzfrei sein, probiere doch dieses oder jenes aus... bla bla bla...

Deine Selbstheilungskräfte arbeiten bis zum letzten Tag. Verlasse dich darauf, **vertraue**.

Habe **Vertrauen** in das Leben und vor allen Dingen in dich selbst.

Denke nicht es muss immer ein anderer Mensch da sein, der dich heilt, nein **du** hast alle Werkzeuge mit auf diese Erde gebracht. Der Körper repariert sich immer wieder. Das tut er sowieso ständig, ohne dass du es überhaupt bemerkst.

Im Hintergrund laufen ständig Reparaturmechanismen ab, so ähnlich wie bei deinem Computer, der permanent irgendwelche Dateien komprimiert oder löscht.

Sie haben uns unsere Fähigkeiten aberzogen und uns gelernt, wir müssten immer irgendwohin gehen und viel Geld bezahlen, um wieder heil zu werden. Das ist eine Lüge. Natürlich kann uns die Medizin helfen, keine Frage. Die Forschung hat tolle Arbeit geleistet, um Menschenleben zu retten.

Bewusst zu werden, kann dir die Medizin dennoch nicht abnehmen, das ist **deine** Aufgabe.

Gebe dich voll und ganz dem Moment hin und habe keine Angst, dann kannst du wieder heil werden.

Ich möchte einen kleinen Sprung machen und dir einen

Aspekt aufzeigen, der sehr interessant ist:

Ein Schmerz hilft dir im Moment, also im jetzt zu sein. Ich muss gerade schmunzeln, wenn ich an meine zahlreichen Zahnarztbesuche denke, wie oft ich da im **jetzt** sein durfte... Oh je...

Ja, das stimmt wirklich, du wirst "gezwungen" ganz hier zu sein. Deine Aufmerksamkeit richtet sich automatisch und zwangsläufig zu dem Körperteil das gerade weh tut. Mit dieser Aufmerksamkeit bist du wahrlich ganz da. Das funktioniert auch wunderbar mit Juckreiz. Ich hatte mal eine lange Zeit am ganzen Körper eine Art Neurodermitis. Wer das nicht kennt: Ein Juckreiz kann ebenso schlimm empfunden werden als ein Schmerz, wenn nicht sogar "noch intensiver". In diesen Momenten, wenn es wieder richtig juckt, ist man wirklich zu 100 Prozent im Hier und Jetzt, das kannst du mir glauben.

Ich bin ganz ehrlich, da ziehe ich lieber die Meditation und die Bewusstwerdung vor, als wieder so schlimme Krankheiten aushalten zu müssen. Das ist wirklich kein Spaß. Ich habe immer sehr großes Mitgefühl mit Menschen, die sehr leiden müssen.

Wenn man nicht mehr leiden will und sich auf den Weg macht, Stück für Stück in sich aufräumt und sein Leben in eine andere, bessere Richtung lenkt, dann hören diese Signale des Körpers auch wieder auf.

Klar, die Seele muss uns dann nicht mehr anschreien, wenn wir endlich kapiert haben um, was es geht.

Hingabe

"Heilung durch Hingabe", das geht sehr tief.

Bist du an einem Punkt angelangt, an dem du **alles** fallen und gehen lässt, an dem du nichts mehr verändern willst, dann nimmst du alles, wie es ist an und hin.

Das ist Hingabe. Wer sich ganz hingeben kann, ist niemals krank, das geht gar nicht. Gut er kann die eine oder andere Befindlichkeitsstörung haben, aber es ist kein Problem mehr. Hingabe zu verstehen, leben und zu spüren ist wirklich nicht leicht. Vielleicht hört sich das für dich jetzt etwas konfus an was ich zu diesem Thema schreibe. Es ist nicht durch Worte zu greifen, das macht es schwer zu erklären. Versuche deinen Verstand bewusst für diesen Absatz in den nächsten Schrank zu sperren und öffne dein Herz ganz weit, dann kannst du Hingabe besser "fühlen".

Stelle dir einmal ein totales Katastrophenszenario vor. Ich kenne dich nicht persönlich, darum weiß ich nicht was für dich eine Katastrophe wäre. Für den einen wäre es ein Krieg, für den anderen eine unheilbare Krankheit, eine Hungersnot, Krankheit/Tod in der Familie oder materieller Totalverlust. Ich möchte in diesem Büchlein keine Horrorszenarien aufzeichnen, du wirst sicherlich selbst genug Fantasie haben um dir **deine** persönliche Katastrophe vorstellen zu können.

Wenn jetzt das Schlimmste in deinem Leben eingetreten ist und du keine Ahnung hast wie es weitergehen soll, du bist ganz unten, kurz gesagt dein ganzes Leben ist voll an die Wand gefahren:

Dann fängst du vielleicht zu beten an:

"Lieber Gott, **ich** weiß nicht mehr weiter, **dein** Wille geschehe! In deine Hände gebe ich meinen Geist!"

Das ist Hingabe. Du weißt, jetzt kannst du selbst nichts mehr in Ordnung bringen, zumindest weißt du nicht **wie**. Jetzt lässt du alles los und übergibst dich und dein Schicksal dem Universum oder Gott.

Das ist mit dem berühmten spirituellen Wort: **loslassen** gemeint.

Nicht mehr selbst herumdoktern, sondern einfach alles laufen lassen. Sich einfach mal in den Bus hinten hineinsetzen und sich fahren lassen. Lass dich überraschen, wohin die Reise geht. Solange du immer agierst, können die kosmischen Kräfte nicht gut auf dich einwirken. Löse die Handbremse, dann wird es leicht.

Das Problem vom Beten ist Folgendes: Wer betet, also bittet, ist mit irgendetwas unzufrieden, sonst würde er ja nicht um eine Veränderung bitten. Er wünscht sich sozusagen weg von der Realität hin zu einer neuen Realität.

Zum Beispiel weg vom Arbeiterleben hin zum Millionär!

Der Bittende hat schon eine genaue Vorstellung wie es sein sollte.

So, jetzt versetze dich mal in die Lage unserer geistigen Freunde. Du bittest um einen Lottogewinn und bittest und bittest und hörst nicht mehr auf zu bitten.

"Mein Leben wäre viel besser, hätte ich eine Million auf dem Konto!"

Die geistige Welt möchte dir viel lieber deinen Blasentumor heilen, kann sie aber nicht, weil du immer um deinen Lottogewinn bittest.

Weißt du, was ich für solche Fälle sicherheitshalber gemacht habe?

Ich habe der geistigen Welt des Lichts eine Generalvollmacht ausgestellt. So jetzt können sie schalten und walten wie sie wollen. Ich vertraue ihnen natürlich, sonst würde ich das nicht tun.

Also ganz ehrlich, ich würde sehr wenigen Erdenmenschen eine Generalvollmacht erteilen, das wäre mir zu heikel. Meinen Freunden in der geistigen Welt vertraue ich natürlich voll und ganz, also die auf der Lichtseite natürlich!

Hingabe bedeutet nichts mehr zu wollen. Hingabe heißt das Leben anzunehmen, wie es ist. Egal wie es sich momentan für dich zeigen mag, du kannst es im Moment sowieso nicht ändern.

Schau, denke mal nach: **jetzt** ist es so, wie es ist und es ist nicht änderbar. Gut in der Zukunft, also sagen wir in 5 Minuten, kannst du das Büchlein weglegen und auf die Toilette gehen. OK das ist möglich. Aber genau **jetzt** sitzt du und liest. Der gegenwärtige Moment ist, wie er ist- er ist unveränderbar.

Die Zukunft lässt sich natürlich zum Besseren gestalten- weißt du wie?

Wenn du im gegenwärtigen Moment glücklich, fröhlich und zufrieden bist, wird genau dieser **Ist**-Zustand deine Zukunft prägen. Das wird ein Selbstläufer, das kannst du mir glauben- alles fängt an sich zum Besseren zu wenden, auch deine Gesundheit, wenn du mit deinem Leben **jetzt** zufrieden bist.

Schau es nützt gar nichts wenn du dein Leben, als eine Katastrophe betrachtest und ständig damit haderst:" Meine finanzielle Situation ist desaströs, meine zwei pubertierenden Kinder bringen mich noch ins Irrenhaus und mein Partner entwickelt sich immer mehr zum Id...ealmann.

Wenn du in dieser Energie des Meckerns und Wehklagens gefangen bist und dich nicht befreist, wird deine Zukunft garantiert genauso sein, wie die Gegenwart. Es wird sich nichts ändern. Wie auch? Da kannst du jeden Sonntag in die Kirche gehen, eine Wallfahrt machen oder zu einem Wunderheiler pilgern... Es wird sich nichts ändern.

Erst durch die Akzeptanz von dem was ist, kann sich alles ändern.

Das liegt an der Energie. Schau dir mal das Gesicht von Sportlern oder noch besser von Hochleistungssportlern an: Wenn sie im Wettkampf sind, haben sie sicherlich kein entspanntes Lächeln auf dem Gesicht. Das ist offensichtlich. Sie geben alles. Ihre gesamte Energie stecken sie in dieses eine Ziel: den Sieg!

So ähnlich ist es auch mit deinen Wünschen:

Wenn du mit deiner ganzen Energie etwas verändern willst, also gesund zu werden oder bessere finanzielle Verhältnisse zu erlangen, dann kann nichts auf dich einwirken, um etwas zu ändern. (Die geistige Welt kommt nicht zu dir durch)

Diese enorme Energie bremst. Vielleicht kennst du die Methoden der Wunscherfüllung die in einschlägiger Literatur gelehrt werden. Natürlich muss dein Fokus auf den Wunsch gerichtet sein. Du sollst dir sogar vorstellen, wie du gesund und glücklich bist. Gedanken werden Realität. Wenn du das gewünschte Ziel mit schönen, positiven oder liebevollen Gefühlen unterlegen kannst, dann wird es sicherlich bald Wirklichkeit.

Aber dann kommt sofort der Schritt des Loslassens, damit du dich nicht verkrampfst.

Das ist das große Geheimnis der Wunscherfüllung.

Wenn dein Leben alles andere als toll ist, selbst wenn dich

schlimme Krankheiten plagen- beklage dich nicht. Nimm das Leben so an, wie es ist. Akzeptiere es, dass es nicht schön ist. Sage dir: Mein Leben ist eine einzige Katastrophe. OK. Dann ist es halt so. Dann lebe ich halt ein katastrophales Leben...

Das ist Hingabe.

Durch die Hingabe nimmst du die Energie heraus. Du wirst wie ein Blatt im Wind. Ganz leicht.

Jetzt können die geistigen Helferlein wirken. Jetzt bremst du nicht mehr. Durch dein ständiges Wehklagen und etwas anders haben wollen, kommen sie gar nicht mit ihrem Wirken zu dir durch. Du hast quasi eine Mauer um dich herum gebaut, die undurchdringbar für die positiven Energien sind.

Erst die Hingabe lässt die Mauer einstürzen und du bist offen und frei für das Gute. ´

Bitte glaub mir, so funktioniert es tatsächlich.

Jetzt kann sich alles wandeln. Jetzt können alle positiven Kräfte wirken.

Übergib deinem Schutzgeist und den Engeln des Lichts deine Wünsche, sie werden sie gerne erfüllen. Sei dankbar, dass sie dir helfen.

Wenn du dich an die geistige Welt wendest, gehe immer in Resonanz zur bedingungslosen Liebe und wende dich an die Helferlein **des Lichts**. (Nicht, dass du versehentlich bei der Opposition deine Wünsche aufgibst und dich dann wunderst, wenn die Wunscherfüllung etwas gruselig ausfällt! (grins))

Ein weiterer nicht unwichtiger Aspekt zu diesem Thema ist:

Vergiss sofort den Gedanken wieder, du müsstest **vollständig** gesund werden, nur das wäre das einzige erstrebenswerte Ziel.

Selbst große Meister oder Mystiker haben Krankheiten manchmal lebenslang begleitet. Diese "besonderen" Menschen nehmen oder nahmen aufgrund ihrer besonders großen Liebe zu den Menschen viel Energie der Kranken auf.

Mir fällt da spontan ein Bild von Bruno Gröning ein, der einen großen Kropf hatte.

Wenn es so sein soll, dass dich irgendeine Störung dein Leben lang begleiten soll, dann ist es halt so. Denke nicht darüber nach. Alles hat einen Grund, aber du musst ihn nicht wissen. Du wirst es schon merken, wenn etwas verschwindet, meist wenn man nicht mehr ständig daran denkt. So ist es mir immer ergangen. Warte nicht auf etwas "Bestimmtes" Höre auf die innere Stimme und folge ihr, **ohne etwas zu erwarten**. Das ist alles, was du tun musst:

Lerne zuzuhören, dann weißt du, was zu tun ist.

Gott, gib mir die Gelassenheit, Dinge hinzunehmen,

die ich nicht ändern kann,

den Mut, Dinge zu ändern, die ich ändern kann,

und die Weisheit, das eine vom anderen zu unterscheiden.

Tipps um heil zu werden

Schwingungserhöhung

Alles ist Energie. Energie ist licht und fein, kann aber auch eine sehr dichte Form annehmen. Ein Tisch oder Stuhl sind auch Energie, nur in verdichteter Form, also für uns "normale" Menschen sichtbar. Es gibt Menschen die können Energie auch dann sehen, wenn sie nicht dicht ist, das sind dann hellsichtige Leute. Sie sehen Farben, Formen oder auch konkrete Bilder, die andere nicht sehen können. Alles schwingt. Energie steht niemals, die Moleküle sind immer in Bewegung, das haben wir in Physik gelernt. (Wenn wir aufgepasst haben...) wir haben einen dichten Körper und noch ein paar feinstoffliche Körper um uns herum, wir nennen das dann Aura. In der Aura kann man sehr viel auslesen. Hier sieht man schon lange Zeit vorher, bevor sich eine Krankheit im Körper zeigt, dass sich etwas krankhaftes bilden wird. Das ist eine der allerbesten Vorsorgeuntersuchungen die wir machen lassen können: einen sachkundigen Aura Leser aufsuchen, der uns die Schwachstellen unseres Seelengefährtes aufzeigen kann. Wir können auch zu einem Heilpraktiker gehen, der mit einem Gerät eine Kirlianfotografie fertigen kann. Das funktioniert so ähnlich. Damit kann man sozusagen die Zukunft voraussehen. Es zeigt sich zum Beispiel eine Schwachstelle in deiner Aura, dort wo die Leber sitzt, dann weißt du, was du unternehmen solltest. In Kürze wird wahrscheinlich die Leber zu mucken anfangen.

Nicht nur wir und unser Mobiliar schwingen, nein die gesamte Natur mit ihren Lebewesen kurz: das ganze Universum schwingt.

Wir bewegen uns den ganzen lieben langen Tag in einem Energiefeld. Das wechselt ständig. Das kannst du auch fühlen. Bist du locker flockig und fröhlich unterwegs, man könnte auch sagen "beschwingt", fühlt sich alles leicht an, die Dinge gehen dir von der Hand, es flutscht sozusagen alles wie von selbst. An solchen Tagen ist das Leben einfach schön.

Dagegen gibt es auch die nicht ganz so schönen Tage, an denen wir uns lieber wieder zurück ins Bett wünschen würden. Kennst du das? Wenn du dir schon beim Aufstehen den Zeh am Bett richtig stößt, dann auf einen Reißnagel trittst und drittens der Kaffee nicht in der Tasse bleiben will, sondern schön auf dem frisch geputzten Laminat herum tröpfelt. So geht es dann natürlich den ganzen lieben langen Tag weiter...

An solchen Tagen ist deine Schwingungsebene **sehr** tief. Wenn du da keine Technik hast wieder herauszukommen, dann wirst du noch viele solche unliebsamen Augenblicke erleben. Auf dieser tiefen Ebene kannst du nur Pech haben, denn da gibt es nichts anderes als Ärger.

Das muss aber nicht sein, du kannst jederzeit deine Schwingung wieder erhöhen. Suche dir einfach Dinge, die dir Freude bereiten, da steigt nicht nur die Stimmung, sondern auch die Schwingung.

LACHEN ist der schnellste Fahrstuhl, um wieder nach oben zu kommen.

ESSEN hält nicht nur Leib und Seele zusammen, sondern kann dich blitzschnell aus einem Stimmungstief holen. Schau mal nicht auf die Kalorien oder die Gesundheit, pfeife darauf, dass Zucker und Farbstoffe ungesund sind, und gönne dir einen riesigen Eisbecher und genieße ihn in vollen Zügen. (In einem anderen Kapitel zeige ich dann mit erhobenem Zeigefinger, dass Zucker sehr schädlich ist.... (grins).

LIEBE hat die höchst mögliche Schwingung, die wir

Menschen erreichen können. Öffne dein Herz für die Menschen und die Tiere. Schau dir mal genau die Schmetterlinge oder Vögel an, dann wird dir sicherlich das Herz aufgehen. Spielende Kinder sind auch sehr herzerwärmend. (Wenn sie nicht ganz soooo laut sind...)

MUSIK kann auch ganz schnell die Stimmung steigen lassen. Wenn ich ein bisschen down bin und mir AC/DC aufdrehe, dann bringen mich die "Höllenglocken" im Eiltempo wieder auf meine Wolke 7 und alles ist fein.

Zu diesem Thema habe ich schon sehr viel geschrieben, ich bin mir sicher, du findest für dich **dein** Rezept, um schnell wieder in deiner Form zu sein.

ATMUNG: Atme gaaaaaaaaanz langsam tief in deinen Bauch ein und

gaaaaaaaaaanz langsam durch den Mund wieder aus. Der Bauch muss richtig kugelrund sein.

Wiederhole diese Technik mindestens 15 mal. Nach diesem langsamen, tiefen und bewussten atmen bist du garantiert ein paar Stufen höher in deiner Schwingung gestiegen. Du wirst spüren, es hat sich etwas verändert.

Dieses Hilfsmittel hast du immer und überall zur Verfügung. Das ist toll. Es gibt also keinen Grund am Boden zu sein.

Erinnere dich an die Atmung und ruck zuck bist du wieder oben. Das bewusste atmen löst seelische und körperliche Blockaden auf. Das ist dein Notfallmedikament, das du immer und überall zur Verfügung hast. Völlig unbemerkt zum Rest der Welt kannst du es anwenden, selbst wenn du unter vielen Menschen bist. Je öfter du bewusst atmest umso besser wird es dir auch gesundheitlich gehen.

Der Atem ist die Verbindungstür zwischen dieser Welt und der geistigen Welt.

In einer hohen Schwingungsebene gibt es auch keine Krankheiten, die gibt es nur "unten". Versuche immer und immer wieder "hoch" zu kommen, denn da bist du frei von Schmerz und Leid. Da kann Heilung geschehen. Lasse alle Gedanken los, auch die von deiner Krankheit, übergebe das Problem deinen geistigen Helferlein und kümmere dich nicht weiter darum, dann kann es sich lösen.

Das ist Hingabe.

Lasse die Identifikation mit deiner Krankheit los

Du hast ein gesundheitliches Problem und gehst zum Doktor,

dann wird er dich untersuchen, dir ein Rezept und einen Namen mit nach Hause geben. Den Namen nennen die Menschen in weiß, Diagnose. Das kann ein Fersensporn sein, eine Gastritis, ein Krebs oder ein Magengeschwür. Egal, du bekommst fast immer einen Namen mitgeteilt, wie deine Befindlichkeitsstörungen heißen.

Genau das ist das Problem. Jetzt kommst du nach Hause und erzählst deinen Lieben: "Stellt euch vor ich habe eine bakterielle Ohrläppchen Entzündung!"

Das ist die Identifikation mit deinen Symptomen. Das sitzt jetzt in deinem Gehirn und Unterbewusstsein fest. Je öfter du jemanden davon erzählst und darüber liest, umso fester sitzt die Diagnose. Du hast jetzt nicht nur das körperliche Problem, sondern auch ein energetisches. Um diese Identifikation wieder aufzulösen, musst du aber niemanden aufsuchen der dir diese "Besetzung" wieder löscht, nein, das kannst du ganz leicht selber machen: Versuche dieses Wörtchen einfach wieder zu vergessen. Denke nicht mehr darüber nach, sprich mit niemandem darüber. Wenn dich jemand fragt, wie es dir geht, dann antworte ehrlich, wie es dir in **diesem Moment** wirklich geht. Dann sprich dieses Wort nicht aus, denn es hat keine Bedeutung für die Beantwortung **dieser** Frage. Sagen wir einmal im Moment als du gefragt wirst, schmerzt dein Knie wieder, dann beantworte die Frage, wie es dir so ginge mit:

"Danke der Nachfrage mir geht es wunderbar, nur momentan zickt die Kniescheibe wieder mal herum."

Erzähle nichts von Arthrose, Gicht oder Kniescheiberitis.

Jetzt kommt etwas sehr Wichtiges:

Sei dir immer bewusst, alles, was du denkst, fühlst oder aussprichst, kann Wirklichkeit werden. Alles wird in deinem Unterbewusstsein und deinem Verstand gespeichert.

Es gibt Menschen die nur durch Suggestion ihres Verstandes und Unterbewusstseins, dem Sensenmann noch einmal von der Schippe gesprungen sind.

Sie haben sich einfach vorgestellt sie seien völlig gesund und haben sich gefühlt als wären sie völlig genesen. Diese Menschen haben sich richtig eingeredet sie wären gesund. Sie haben auch allen Leuten erzählt es ginge ihnen prächtig. Ich kenne persönlich solche Menschen.

Gleich nochmal ein Aufruf: Das war kein Ratschlag an dich, nicht mehr zum Arzt zu gehen!!!

Schau jeder Gedanke wird einmal Realität. Energie folgt immer der Aufmerksamkeit. Lenkst du deine Aufmerksamkeit auf Krankheit wird deine Realität auch Krankheit sein, was auch sonst? Wenn du die ganze Zeit über deine Diagnose sprichst und die Apothekenumschau deine Bibel wird, dann kannst du darauf warten, dass es nicht nur bei **einer** Diagnose bleibt, sondern natürlich auch weitere folgen werden.

Wenn du krank bist, ist irgendetwas schiefgelaufen. Deine Seele kommt nicht zu dir durch und holt den Holzhammer raus.

Vielleicht hast du nicht nur deine Seele, sondern auch deinen Körper vernachlässigt.

Eventuell hast du in deinen Körper Sachen hineingestopft die den Motor zum Husten bringen... Weißt du, das ist wie bei einem Auto: In einen Dieselmotor Benzin hineinzutanken, bekommt dem Motor auch nicht gut... Ohne Öl wird er sogar einen Kolbenfresser bekommen, dann wird es richtig teuer.

Das Öl ist vergleichbar mit den Mikronährstoffen die dein Körper unbedingt benötigt, um zu funktionieren. Schauen wir uns das einmal näher an.

Vitamine für deinen Körper, ist wie Öl für das Auto

Genauso teuer oder noch teurer wird es, wenn deine Vitaminspeicher leer sind. Da kann es zum Beispiel einen Herzinfarkt geben. Das passiert natürlich alles nicht innerhalb kürzester Zeit. Es kommt darauf an, wie gut du dich ernährst. Ich möchte hier keinen Ernährungs- oder Nahrungsergänzungsratgeber schreiben, das können andere Menschen mit dementsprechendem Sachverstand sicherlich besser als ich, aber eines ist auch als Laie ganz klar: Wenn du über Jahre oder sogar Jahrzehnte zu wenige Vitalstoffe zu dir nimmst, kracht es irgendwann einmal im System.

Ein interessanter Aspekt ist auch, dass die geistige Welt uns Erdenbürger immer wieder ermahnt, uns gesund zu ernähren. Ich habe schon erlebt, dass sie bei persönlichen Botschaften Heilkräuter oder Vitalstoffe empfehlen. Wir dürfen unseren Körper nicht vernachlässigen. Trotz steigender Bewusstheit, müssen wir den materiellen Teil von uns auch liebevoll versorgen. Klar gibt es ein paar wenige Menschen auf dem Planeten, die gar keine Nahrung mehr benötigen. Für den allergrößten Teil der Menschen ist jedoch noch eine geraume Zeit die Qualität unserer Ernährung wichtig.

Heilfasten ein Reset für dein System

Ich habe schon ein paar Jahrzehnte auf dem Tacho und muss zu meiner eigenen Schande gestehen, nicht immer ernährungstechnisch alles richtig gemacht zu haben. Warum ich im Vergleich zu gleichaltrigen anderen Zeitgenossen noch so gesund bin, verdanke ich der Tatsache, dass ich seit 20 Jahren zweimal jährlich faste. Ich verzichte völlig auf Nahrung für zirka zwei Wochen.

Ich persönlich finde das Heilfasten für **die** wirkungsvollste Methode um wieder gesund zu werden. Ich habe Neurodermitis, Migräne, Schmerzen in den Gelenken und noch viele andere "Leiden", völlig ausgeheilt.

Beim Fasten wird die Seele gleich gründlich "mit gereinigt". Da kommt alles Mögliche hoch. Es findet eine regelrechte Transformation statt. Anschließend fühlt man sich wie neu geboren. Weltweit ist diese uralte Methode um die Selbstheilungskräfte zu aktivieren nicht nur in verschiedenen Religionen, sondern auch in den spirituellen Kreisen die Nummer 1.

Ich bin der festen Überzeugung, würden alle Menschen in den Industrienationen, also überall dort wo sehr schlecht gegessen wird, regelmäßig fasten, wären die Gesundheitssysteme auf einen Schlag saniert.

Würde ich irgendwann eine "Diagnose" bekommen, bei der es eng werden könnte, würde ich sofort fasten bis mein Körper wieder völlig ausgeheilt ist. Übrigens gibt es mittlerweile sogar Forschungsergebnisse, dass sich Heilfasten postiv auf den Krankheitsverlauf bei Krebserkrankungen auswirkt.

Ich finde Heilfasten einfach klasse. Zu diesem Thema habe ich ebenfalls ein Büchlein geschrieben.

Der Körper und die Seele werden wieder zurückgestellt. Also so ähnlich wie ein großer Kundendienst. Alle Arterien und Venen werden wieder richtig durchgeputzt. Die Zellen können ihren Schmutz herauskehren und der Darm hat endlich Zeit für einen gründlichen Großputz.

Schau, wie sollte sich denn solch ein Organ wie der Darm selbst heilen? Das kann ja nicht funktionieren. Du bist ja ständig am essen. Alle paar Stunden oder öfter (so wie bei mir) kommt irgendetwas vom Magen angespült und will verdaut werden. Der Darm ist immer voll. Da kann ich dir mal sagen was während des Fastens noch alles herauskommt! Selbst nach einer 2-wöchigen Fastenperiode ist der Darm immer noch lange nicht leer. Manchmal lösen sich auch regelrechte Versteinerungen. Gerade in den Kurven bleibt so allerhand liegen und gärt dann ewig vor sich hin. Wie sich dieser Prozess dann weiterentwickelt wollen wir jetzt nicht so genau wissen...

Der Darm ist immerhin ca. 7 Meter lang. Ein wirklich großes Organ, um das wir uns wirklich kümmern sollten, um gesund zu bleiben.

Hippokrates sagte: "Der Tod sitzt im Darm".

Wenn du Heilfasten nicht so gerne magst, dann esse zumindest viel Kraut, besonders Sauerkraut, das putzt auch schön durch. Auch viele andere Gemüsesorten und Früchte sind sehr gut für die Verdauung. Nicht zu vergessen die Körner, Leinsamen, Hanfsamen, Flohsamen usw. Ich bin mir sicher du findest jede Menge leckere Lebensmittel, um deinen Darm zu sanieren. Es gibt zu diesem Thema tolle Bücher und Berichte im Internet.

Weiter mit den Mikronährstoffen

Es ist in unserer konsumorientierten Leistungsgesellschaft naheliegend, dass die Nährstoffspeicher bei "normaler" Ernährung nicht ausreichend voll sind.

Unsere Böden sind völlig ausgelaugt, überdüngt und stark mit Pestiziden belastet. Die Früchte werden über den ganzen Globus gekarrt, völlig unreif geerntet, ohne jemals die Sonne gesehen zu haben. Landwirtschaft ist größtenteils zur Massenproduktion geworden. Es scheint, das makellose Aussehen der Früchte ist wichtiger für den Verkauf, als die Inhaltsstoffe. Vitamine und Spurenelemente: Fehlanzeige. Solltest du zu denjenigen Menschen gehören, die sich nach Feierabend gerne mal ein Fertiggericht in die Mikrowelle stecken, in dem mehr giftige Zusatzstoffe als Vitamine enthalten sind, dann musst du dich nicht wundern, wenn es hier und da zu Problemen mit deinem Körper kommt.

Nimm dir doch mal die Zeit und schaue dir die empfohlene Tagesmenge von Vitaminen an, die wir zu uns nehmen sollten. (Anmerkung aus eigener Erfahrung: Die Tagesdosis ist meist viel zu niedrig angesetzt.)

Jetzt beobachte mal, was du den ganzen Tag über so alles isst, ob du alle deine Vitamine **jeden** Tag zusammen bekommst. Ich kann dir dabei gleich helfen: Gummibärchen, Schokolade, Kuchen und Döner haben **keine** Vitamine!!! (oder nur eine Mikromenge)

Experten sagen uns schon seit vielen Jahren, dass wir niemals unseren Vitalstoffbedarf nur durch unsere normalen Mahlzeiten decken können. Das ist nicht mehr möglich.

Ich gebe dir einen Rat: Laufe jetzt nicht in den nächsten Supermarkt und hole dir irgendwelche Vitaminpillen nur um dein Gewissen zu beruhigen. Damit kannst du dir mehr schaden als nützen. Es wurde nachgewiesen, dass schädliche Substanzen in einigen Billigprodukten stecken. Spare an deinen Klamotten, deinem Handy, deinem Auto und an sonstigem Kram, aber spare niemals an dir selber.

Wenn du keine Firma kennst, die gute Mikronährstoffe herstellt, kannst du gerne in meinen Blog nachlesen, da habe ich zu diesem Thema einiges geschrieben.

Wusstest du übrigens, dass Vitamin C Mangel die Hauptursache für Herz-Kreislauferkrankungen ist? Vitamin C ist wirklich sehr billig. Ein Mangel muss überhaupt nicht sein. Vitamin C ist nicht nur bedeutend zur Vorbeugung von Erkältungen, nein es ist maßgeblich an den wichtigsten Vorgängen im Körper beteiligt. Es ist eines der wichtigsten Vitamine überhaupt. Wenn dich das Thema interessiert, wirst du dazu im Internet sehr viel zu lesen finden. Der Nobelpreisträger Linus Carl Pauling hatte zu diesem Thema sensationelle Entdeckungen, die leider nicht publik gemacht werden. Ein Schelm der Böses dabei denkt!

Stecke nichts Giftiges in den Mund

Unsere Früchte, die uns am Leben halten sollten, sind meist nur noch gehaltlose Magenfüller. Die wunderschön im Supermarktregal in Plastikfolie eingeschweißten Früchte, sind meist mit Pestiziden hoch belastet.

Wir nennen das immer noch Lebensmittel... es ist aber schon lange kein Leben mehr in den Früchten.

Wie sollte auch? Hast du dir schon einmal angesehen, wo der Großteil des europäischen Gemüses produziert wird? Dann schau doch mal im Internet die Gewächshäuser von Almeria in Spanien an. Ich vermeide in meinen Büchern prinzipiell negative Berichte, darum möchte ich es dabei auch belassen. Ich rate dir biologisch und regional produzierte Produkte zu essen, damit du deine Zellen nicht zusätzlich vergiftest.

Ich verrate dir noch einen Trick oder besser gesagt gebe dir einen Tipp, vielleicht kennst du ihn schon:

Solltest du einmal in einem Gasthaus essen oder bist zum Essen eingeladen, dann hast du keinen Einfluss auf die Qualität der Mahlzeit, du kannst sie aber energetisch "anreichern".

Segne dein Essen. Das kannst gedanklich tun: "Ich gehe in Resonanz zur bedingungslosen Liebe und segne dieses Essen." Fertig. Schon ist deine Mahlzeit energetisch so gesund wie es für dich gut ist. Im Übrigen solltest du generell deine

Mahlzeiten und deine Getränke segnen. Damit schwingen deine Gerichte automatisch in der Frequenz der Liebe und versorgen dich und deine Lieben mit allem was ihr benötigt, um lange Freude an eurem Seelengefährt zu haben.

Zu den Getränken möchte ich noch etwas sagen: Kaufe niemals Getränke in Plastikflaschen. Erstens ist der viele Plastikmüll für unsere Umwelt eine Katastrophe und zweitens gehen die Weichmacher in das Getränk über. Diese Weichmacher werden im Laufe der Zeit dein Gehirn auch "weich machen". Der Zusammenhang zwischen Weichmachern und Alzheimer, Unfruchtbarkeit und noch weiteren Erkrankungen ist bereits wissenschaftlich nachgewiesen.

Sei gut zu dir und Mutter Erde, dann wirst du auch Gutes zurückbekommen.

Gutes Wasser ist sehr wichtig für deine Zellen. Informiere dich was du für Möglichkeiten hast, um an hochwertiges Trinkwasser zu kommen. Ich persönlich energetisiere mein Leitungswasser mit Heilsteinen die ich ins Wasser lege. Den Wasserkrug stelle ich auf das Symbol: Blume des Lebens. So ist mein Wasser energetisch immer hochwertig. Der Großteil unseres Körpers besteht aus Wasser, es macht also schon Sinn gutes Wasser zu trinken. Es wird gesagt, wir Erwachsenen bestünden zu 70 Prozent aus Wasser. Diesen Wasserspeicher sollten wir immer schön voll halten. Viel leeres Wasser zu trinken ist gut um die Giftstoffe aus dem System wieder herauszuschwemmen. Gesättigtes Wasser kann nicht mehr soviel Abfallstoffe aufnehmen. Trinke am besten Wasser ohne Kohlensäure und anderen Zusätzen. Ich kenne die Entgiftungserscheinungen vom Heilfasten, aber auch vom Nonisaft trinken sehr gut. Bei solchen Kuren ist es noch wichtiger viel gutes Wasser zu trinken, um das Ausschwemmen der Ablagerungen zu erleichtern.

Allgemeine Ernährungstipps

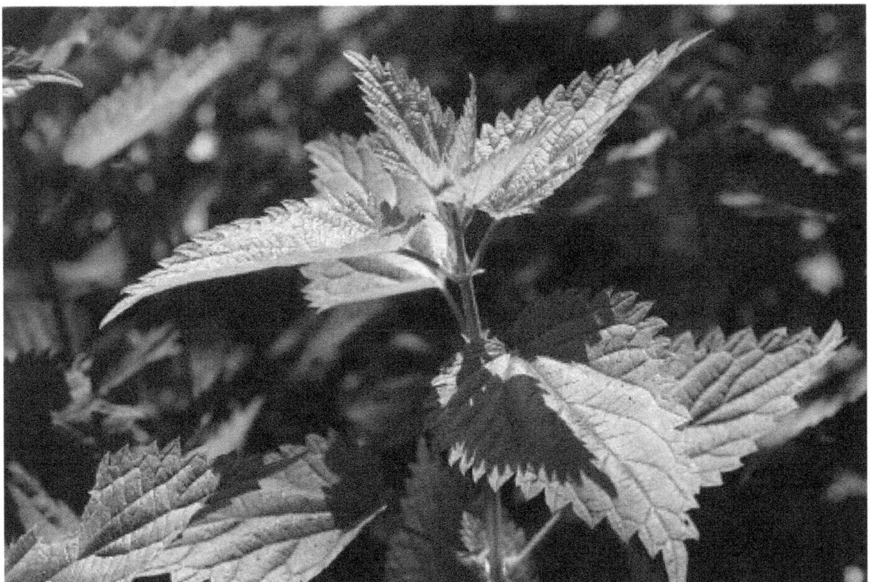

Noch einmal in Kurzform meine Tipps rund um die Ernährung:

Ich verzichte fast vollständig auf Zucker. Im Haushalt verwende ich nur noch Birkenzucker, der ist nicht schädlich.

Brot, Kuchen oder Pfannkuchen sowie Süßigkeiten gibt es nur noch sehr selten. Es gibt jetzt Knäckebrot und Blumenbrot (Blumenbrot ist so ähnlich wie Knäckebrot, kommt aus Frankreich und wird unter anderem aus Erdmandel gebacken. Schmeckt super!)

Sämtliche Lebensmittel, die ich kaufe, wurden biologisch angebaut. Das meiste Gemüse stammt aus einer Biogärtnerei die nur ein paar Kilometer von meinem Zuhause ansässig ist.

Ich esse nur Obst und Gemüse saisonal. Also Erdbeeren im Winter natürlich nicht.

Nudeln und Reis habe ich weitgehend ersetzt durch Amaranth und andere alte Getreidesorten.

Zum Frühstück gibt es im Gegensatz zu früher kein Marmeladenbrot mehr, sondern einen ganz leckeren warmen Frühstücksbrei.

Für den kleinen Hunger habe ich mir selbst ein Müsli zusammengestellt. Da sind Nüsse, Trockenfrüchte, Flohsamen, Amarantflocken usw. enthalten.

Milchprodukte habe ich fast völlig gestrichen.

Vegetarier bin ich schon sehr viele Jahre.

Ich verwende nur kaltgepresste native Öle wie Olivenöl, Kürbiskernöl, Leinöl, Hanföl und Schwarzkümmelöl. Das letztere nehme ich pur ein, das soll bei allem helfen, außer beim Tod, so jedenfalls sagen es unsere türkischen Freunde.

Bei Gelüsten esse ich Nüsse und Datteln.

Ich koche alles frisch und natürlich ohne Zusätze

Salz kommt bei mir nur unjodiert auf den Tisch und die Zahnpasta ist natürlich ohne Fluorid. Beide Substanzen sollen sehr giftig sein und die Zirbeldrüse am Wachstum hindern, beziehungsweise verkümmern lassen.

Kräuter haben einen festen Platz in meiner Küche. Viele davon wachsen in meinem Garten. So habe ich immer frischen leckeren Tee oder feine, gesunde Gewürze. Aus Ringelblume, Kamille und Lavendel stelle ich eine Salbe her. Die Kräuter sind wichtiger Bestandteil meines Lebens und immer die Notfallapotheke, wenn es mal irgendwo zwickt oder zwackt.

Ich habe für meinen Bedarf Mikronährstoffe zusammengestellt, wie Vitamin C, Fischölkapseln, Magnesium und noch ein paar weitere, je nach Tagesform.

Ich lege auch gerne Kuren ein: Mal eine Schwedenbitterkur, dann nehme ich wieder Schüsslersalze usw.

Mein natürliches Antibiotikum ist das Silberwasser. Das hilft wirklich bei allem.

Ich achte auch immer darauf, dass ich basisch bin. Das kann

man mit einfachen Teststreifen messen, die es in der Apotheke gibt.

Seit einigen Jahren gehört der Tahitian Nonisaft zu meinem täglichen Speiseplan, damit bin ich sehr gut mit Enzymen versorgt. Der Saft hilft wirklich bei zahlreichen Krankheiten- ich möchte ihn nicht mehr missen.

Jetzt höre ich dich sagen:

Na super, da sterbe, ich doch lieber ein paar Jahre früher bevor ich mir mein ganzes Leben, mit dem Körnern essen versaue!!!

Tja, das Problem bei der Sache ist: Wir sterben ja nicht sofort an einer gespritzten Paprikaschote- die Vergiftung beginnt ja schleichend. Dieser Prozess geht über Jahre, bis der Körper sagt: Jetzt ist aber Schluss. Wenn die Körperzellen das Gift nicht mehr aus dem Körper heraustransportieren können, dann ist Schicht im Schacht. Das Problem ist nur: Die meisten Menschen sehen den Zusammenhang nicht, zwischen dem was sie sich einwerfen und dem was der Körper ihnen sagen will.

Beim Auto ist es den meisten Menschen völlig klar, dass sich bestimmte Teile im Laufe der Zeit abnützen, beim eigenen Körper ist es natürlich so ähnlich.

Du musst jetzt nicht zum Gesundheitsapostel werden, du musst sowieso überhaupt nichts. Ich kann dir nur von mir berichten. Ich habe schon soviel Kuchen und Schokolade in meinem Leben gegessen- diesen traurigen Rekord können sicherlich nur wenige Menschen toppen. Jetzt, nachdem ich mein Leben auf "gesund" umgestellt habe, vermisse ich trotzdem nichts. Die Produkte wie ich sie dir eben aufgezählt habe sind sehr sehr lecker. Das muss man einfach ausprobieren, sonst kann man sich das nicht vorstellen. Wenn man sich die Zuckersucht einmal abgewöhnt hat, lässt das Verlangen ganz nach.

Freilich braucht der Körper ein bisschen Zeit bis er sich umstellt. Gerade wenn du dir den Zucker abgewöhnst, kannst du Entzugserscheinungen erleben wie bei einem Drogenentzug. Das ist echt heftig. Der Lohn, ist ein gesunder vitaler Körper der höchstwahrscheinlich noch viele Jahre lang problemlos läuft! So sollte es doch sein. Das ist tatsächlich möglich. Meine Oma wurde 97 Jahre alt. Als sie verstarb, war sie kerngesund. Sie ging nie zum Arzt.

Glaub mir, es ist nicht normal, dass heute schon viele junge Menschen krank oder sogar chronisch krank sind. Gut, wir haben uns schon so daran gewöhnt, dass in den Wartezimmern viele junge Leute sitzen. Das sollte nicht sein. Junge Menschen sollen doch kerngesund sein. Das ist ja so ähnlich, als würde ich ein nagelneues Auto aus dem Autosalon abholen und bei der Heimfahrt hat es schon einen Kolbenfresser. Es wird Zeit wieder umzudenken und uns auf die wirklich wichtigen Dinge im Leben zu konzentrieren.

Ganz oben auf der Liste dieser Dinge sollte die Gesundheit stehen und die Dankbarkeit.

Dankbarkeit

Dankbarkeit ist ein sehr machtvolles Instrument. Wer bittet, sollte sich auch bedanken.

Ein wichtiger Aspekt um heil zu werden ist dankbar zu sein.

Nimm dir ein paar Minuten Zeit und denke nach, wofür du in deinem Leben dankbar bist.

Diese ausgiebige Innenschau habe ich selbst vor vielen Jahren bei einem Waldspaziergang gemacht.

Viele Dinge sind so selbstverständlich, erst wenn sie uns genommen werden erkennen wir wie wertvoll etwas war.

Falls du gesunde Augen hast, kannst du dich glücklich schätzen sehen zu können.. Ich hatte einen blinden Freund, der mit einer blinden Frau verheiratet war. Große Kraftanstrengungen mussten die beiden unternehmen, um ihren Alltag zu bewerkstelligen. Handgriffe die für uns Sehenden so "nebenbei" gemacht werden, sind für blinde Menschen eine richtige Herausforderung.

Vielleicht bist du gerade krank und liest deshalb das Büchlein um eine Problemlösung zu finden. Wie gerne wärst du wieder gesund.

Vergiss mal kurz deine Krankheit und sei einfach nur dankbar für das, was du hast, also was wirklich funktioniert. Vielleicht kannst du alleine essen und trinken, laufen und sprechen. Wie oft klagen die Menschen über ihre Arbeit. Stell dir mal vor, wie gerne ein Rollstuhlfahrer seine Wohnung selber putzen würde oder er würde gerne als Reifenmonteur arbeiten.

Nichts ist selbstverständlich, alles ist ein Geschenk. So schnell kann alles vorbei sein. Du brauchst nur die Zeitung aufzuschlagen oder den Fernseher anzuschalten, dann wirst du schnell fündig: Eine Horrormeldung jagt die nächste. Dazu musst du nicht einmal in einem Kriegsgebiet leben: Nein du brauchst nur kurz zum Bäcker zu fahren und bumm, alles kann von einer Sekunde auf die andere vorbei sein. Dein Leben kann nach einem Unfall völlig anders sein.

Genieße es barfuß durch das Gras zu gehen- oder hüpfe wie ein kleines Kind. Spüre den feuchten Tau unter deinen Füßen. Schlecke dein Eis ganz langsam und voller Genuss ohne an die Kalorien zu denken. Freue dich an deinem Leben, genieße es in vollen Zügen und sei dankbar dafür. Es ist alles andere als selbstverständlich.

Wenn du ein alter Griesgram bist, an allem etwas auszusetzen hast und es dir so gar nicht leicht fällt dankbar zu sein, dann habe ich jetzt speziell für dich einen wertvollen Tipp:

Besuche doch mal die onkologische Station eines Krankenhauses, da sind Krebspatienten untergebracht, oder wenn du es noch härter willst, gehst du in eine Kinderkrebsstation.

Glaub mir, wenn du da wieder herausgehst, wirst du sehr dankbar sein!!!

Ich kenne dein Leben nicht, vielleicht ist es sehr mühsam und beschwerlich, aber ich bin mir sicher, dass es irgendetwas gibt, wofür du dankbar sein kannst.

Lass es dir zur Gewohnheit werden, dankbar zu sein.

Bei mir ist das schon zu einer Art Automatismus geworden. Gedanklich bedanke ich mich sehr oft.

Ich habe auch wirklich sehr großes Glück im Leben. Ich wurde (bis jetzt) von größeren Katastrophen verschont. Mein Körper funktioniert jetzt wunderbar, meiner Familie sind noch keine wirklich schlimmen Dinge passiert, zumindest immer mit gutem Ausgang, und ich bin, seitdem ich 15 Jahre alt bin, mit einem wundervollen, lustigen und guten Mann zusammen. Wir haben uns noch nie geprügelt (grins) und er ist bis jetzt noch nie fremdgegangen. (zumindest weiß ich davon nichts... nochmal grins). Nein im Ernst, das ist keine Selbstverständlichkeit jahrzehntelang mit dem selben Menschen zusammenzuleben, das weiß ich sehr zu schätzen. Dafür bin ich sehr dankbar! Viele Menschen haben Beziehungsprobleme, davor wurde ich Gott sei Dank bewahrt. Ich sehe bei anderen Menschen, wie belastend eine Beziehung sein kann.

Gott sei Lob und Dank habe ich das Glück ein gesundes Kind zu haben. Ein wunderbarer Mensch- wir sind auf derselben Wellenlänge. Das ist nicht selbstverständlich. Wie oft gibt es Probleme zwischen Eltern und Kinder. Auch in diesem Punkt bin ich sehr dankbar.

Ich bin dankbar an einem Ort wohnen zu können, an dem keine Bomben fallen, keine Fabriken oder laute Straßen in der Nähe sind. Auch freue ich mich, dass die Nachbarn sehr ruhig sind, das ist angenehm. Ich freue mich über meine Gaben. Es ist toll heilen und schreiben zu können. Und noch **toller** ist es, dass es Menschen wie dich gibt, die das, was ich schreibe, auch lesen. Das berührt mich sehr. Ich freue mich immer sehr, wenn sich ein Leser die große Mühe macht eine Bewertung über das Buch im Internet zu veröffentlichen.

Also jetzt kann ich mich gleich mal direkt bei dir bedanken.

Vielen Dank für den Kauf dieses Büchlein und für das Lesen!

Auch freue ich mich sehr, dass mir die geistige Welt immer Texte vorsagt, die ich schreiben soll.

Ich bin eigentlich eine Art Sekretärin. Früher gab es sogenannte Schreibbüros. Da saßen ganz viele Frauen mit Kopfhörern und tippten den ganzen Tag Texte ab, die irgendwelche Menschen auf ein Tonband aufgenommen hatten.

So ähnlich sieht meine Arbeit auch aus. Nur ich brauche keinen Kopfhörer, ich höre den Text auch ohne Gerät. Das ist toll.

Die geistige Welt des Lichts sagten zu mir: Ich solle fleißig weiter schreiben, die Themen gehen so schnell nicht aus, vorher ginge mir das Papier aus!!! Ich musste grinsen, die Ausdrucksweise unserer Freunde ist manchmal echt lustig.

Vielleicht hattest du schon einmal einen medialen Kontakt oder du hast durch ein Medium mit der geistigen Welt gesprochen, dann kennst du diese Art der Durchsagen. Das ist wirklich lustig, die Wörter die sie benutzen könnte man als altertümlich bezeichnen. Manchmal wählen sie auch eine moderne Ausdrucksweise, aber eher selten. Natürlich gehen die Botschaften durch unsere menschlichen Filter, das fließt natürlich auch ein bisschen mit ein. Je professioneller ein Medium arbeitet, desto reiner ist der Kanal. Das menschliche Sprachrohr ist dann weitgehendst ausgeschaltet.

Meine Texte kommen alle aus der geistigen Welt, auch wenn ich sie nicht als solche explizit deklariere. Es kommt vor, wenn ich gerade nicht "an der Schreibmaschine" sitze, plötzlich eine Durchsage kommt. Dann muss ich mich beeilen, um schnellstmöglich an meine Tastatur zu gelangen, damit keine Botschaft verloren geht. Ich schreibe grundsätzlich alles 1 zu 1 nieder, was mir eingegeben wird. Gut ich korrigiere es schon noch ein wenig, sonst würde es wahrscheinlich massenhaft Kritik hageln von Menschen die immer noch in den alten Mustern festhängen und denken, die Buchstaben müssten alle nach gewissen Regeln auf dem Blatt Papier stehen. Die Texte sollen nicht nur den Verstand füttern, sondern sollen vor allen Dingen die hohe Schwingung zu den Menschen bringen. Nur das zählt.

Wenn ich diese Texte einem Lektorat geben würde, wäre die Energie verfälscht oder sogar weg. Dann hätten die Bücher keinen Sinn mehr.

Vielleicht habe ich den schönsten Job der Welt, also mir würde jetzt momentan kein besserer einfallen- oder... also gärtnern mag ich genauso gerne. Dafür bin ich sehr dankbar: für meinen Garten, ein kleines Paradies in der alten Welt. Jede Menge Insekten und andere Tiere besuchen mich oder wohnen sogar hier. Der Garten ist naturnah und natürlich giftfrei, klar dass die Tiere hier gerne verweilen. Manchmal sonnen sich die Bienen auf mir, das freut mich sehr!

Ein schönes Leben, ich habe wirklich viel Glück gehabt. Dankeschön.

Bewegung schadet nicht

Bewegungsmangel ist ein Riesenproblem in den Industrienationen. Selbst Kinder, die noch den ganzen Tag herumtollen **sollten**, sitzen vor dem Fernseher, Computer und dem Handy.

Die Eltern sind manchmal kein gutes Vorbild: Sie sitzen den ganzen Tag im Büro, schieben zu Hause eine Pizza in den Backofen um dann gemütlich auf dem Sofa den Feierabend zu verbringen.

Da dies kein Gesundheitsratgeber werden soll, möchte ich diese Feststellung einfach so stehen lassen. Du wirst sicherlich selbst gut genug wissen, ob dich das Thema Bewegung interessiert oder betrifft und wenn ja, ob du in diesem Bereich deines Lebens etwas ändern willst.

Ich persönlich ziehe die Bewegung an der frischen Luft dem Sport in einem Fitnessstudio vor. Ich liebe die Energie der Bäume oder die von Wasser. Barfuß auf einer Wiese zu laufen ist wirklich herrlich und sehr gesund.

Was genau bewirken die Selbstheilungskräfte?

Sicherlich hast du das schon einmal gelesen oder gehört:

Etwas könne die Selbstheilungskräfte aktivieren.

Wie kann ich mich denn selbst heilen, wenn ich kein Heiler bin?

Der Körper besitzt so etwas wie eine Körperintelligenz. Es ist wirklich sehr beeindruckend wie dieses Wunderwerk funktioniert. Selbst fachkundige Menschen werden demütig, wenn sie sich dieses Konstrukt einmal näher betrachten. Jahrzehntelang funktioniert unser Erden Vehikel, meist problemlos, wenn wir gut mit ihm umgehen. Natürlich sollten wir nicht immer Vollgas fahren und das Kundendienstheft sollte auch nicht leer bleiben, dann haben wir viel Spaß in unserem Leben. Mit dem Kundendienstheft meinte ich nicht die Vorsorgeuntersuchungen, sondern die Kuren die du dir gönnen solltest. Heilfasten ist nur eine davon, sehr im Trend ist Wellness für ein Wochenende, auch das ist ein Wohlgenuss für Körper und Seele. Wie wäre es denn einmal mit einem Wanderurlaub und einem anschließenden Aufenthalt in einem Biohotel? Damit du dir das leisten kannst, fährst du einfach nicht sooo lange in den Urlaub, dafür hast du einen wirklich sehr gesunden Kurztrip.

Der Körper heilt sich ausnahmslos immer selbst. Es sind nicht die Pillen, Operationen oder Kräuterlein, nein, das erledigt der Körper völlig eigenständig, wenn er die richtigen Impulse bekommt.

Du kennst doch das Prinzip des Placebos? Als Placeboeffekt bezeichnet man in der Medizin das Auftreten einer therapeutischen Wirkung durch die Gabe von Tabletten ohne Wirkstoff. Die Patienten wissen nicht, dass sie ein Medikament ohne Wirkstoff einnehmen. Es ist **erwiesen**, dass es diesen Effekt gibt- man spricht von 20 bis 90 %!!! derjenigen Teilnehmer, die eine selbe therapeutische Wirkung erfahren wie die Vergleichsgruppe mit einer "echten" Therapie. Ich habe erst im Fernsehen gesehen, dass es doch tatsächlich Versuche gibt, bei denen "Scheinoperationen" durchgeführt werden. Also wird zum Beispiel am Knie ein kleiner Schnitt gemacht und wieder zugenäht, ohne etwas zu operieren. Alleine die Tatsache, dass der Patient denkt er wäre operiert worden reicht offensichtlich aus, um die Beschwerden zu beseitigen. Ist das nicht beeindruckend? Nur das Gefühl der festen Überzeugung, dass "etwas helfen würde", versetzt die sprichwörtlichen Berge.

Am Placeboeffekt, kann man sehr gut erkennen wie mächtig unsere Gedanken und Gefühle sind!

Unser Körper ist auf Leben programmiert, nicht auf krank sein oder sterben. Wenn du in Lebensgefahr bist, werden sämtliche Systeme hochgefahren, damit du viel Energie zur Verfügung hast um schnellstmöglich zu flüchten. Du wirst plötzlich Kräfte spüren können, die waren dir noch völlig unbekannt.

Der Körper benötigt nur die richtige Information oder den richtigen Anstupser und er beginnt zu reparieren.

Der Reparaturmechanismus läuft permanent. Tag und Nacht wird "repariert", ohne dass uns das bewusst ist. Das gesamte Zellsystem wird ständig ausgetauscht. Alte Zellen sterben ab und neue entstehen. Wenn du **jetzt** lernst deinen Ist-Zustand zu verändern, dann wachsen neue gesunde Zellen nach. So einfach ist das.

Wenn du allerdings in deinen alten Gewohnheiten verharrst, dann werden die neuen Zellen genauso defekt sein wie die alten.

Klar, **verändern** kann sich nur etwas,

wenn man auch etwas selbst **verändert**.

Um diese gigantischen Kräfte zu aktivieren, kann jedes Mittel recht sein. Geistige Heiler können ebenso helfen wie ein starkes Medikament. Das musst du selbst herausfinden, was für dich in deinem speziellen Fall das Richtige ist.

Eines ist ganz klar: Das Allerwichtigste Instrument um deine Selbstheilungskräfte zu aktivieren hast **du** selbst in der Hand.

Du musst deinen Verstand umprogrammieren:

auf **gesund sein**.

Lasse deine Konditionierung los und vergiss schnell die Diagnose. Wenn du zur Ruhe kommst stelle dir vor, du bist kerngesund und schmerzfrei.

Übrigens ist die Methode der Suggestion unseres Unterbewusstseins besonders effektiv kurz vor dem Einschlafen und kurz nach dem Aufwachen. Da sind unsere inneren Türen am weitesten geöffnet. Wir befinden uns da in einer Frequenz, die uns sehr hilfreich ist, uns umzuprogrammieren. Genau diese Information speichert das Unterbewusstsein und aktiviert die Selbstheilungskräfte. Wenn du lieber dazu eine Pille nimmst, dann mach das. Es ist **dein** Körper, entscheide selbst und lasse dir von niemanden Angst machen und vorschreiben was für dich das Richtige ist, das weißt **du** am allerbesten.

So schnell stirbt man nicht

... und wenn doch, na und?

Das ist doch unumstritten: Irgendwann treffen wir uns alle wieder auf einer Wolke sitzend. Gut, für mich vielleicht unumstritten, natürlich teilt diese Ansicht nicht jeder, das ist mir klar.

Aber dass unser irdisches Leben endlich ist, das steht zumindest fest. Wenn du lernst diese Tatsache zu akzeptieren und die Angst vor dem Tod ablegen kannst, hast du einen sehr großen, wenn nicht sogar den größten Bewusstseinsschritt gemacht. Wer keine Angst vor dem Tod hat, traut sich auch zu leben. So jemand gibt nicht nur Halbgas, sondern Vollgas, das macht auch viel mehr Spaß! Letztendlich ist es doch wirklich egal, ob man ein Jährchen mehr oder weniger schafft... Das ist so ähnlich als ob du dich ärgern würdest, dass du vor 3 Jahren einen Urlaubstag weniger am Strand liegen konntest, weil du aufgrund einer Grippe den Urlaub vorzeitig beenden musstest. Was spielt das im Nachhinein noch für eine Rolle?

Ich sage dir wann oder für wen es eine Rolle spielt:

Für Menschen die nie gelebt haben. Menschen, die nur von einem Termin zum nächsten hetzen und nie im **Jetzt** wirklich leben, tja für die wird es am Ende mal ganz schön bitter werden.

Mein persönliches Lebensziel ist es, viele schöne Momente zu sammeln. Wenn ich mal vom Boandlkramer abgeholt werde, dann will ich ihm auf der Fahrt ins Paradies von meinen vielen schönen Momenten erzählen.

Warte nicht zu lange mit dem Sammeln **deiner** schönen Momente. Beginne am besten sofort damit! Lege das Buch zur Seite und mache **jetzt**, wozu du Lust hast. Genau das. Dann lass doch das halb gekochte Essen einfach stehen, der Putzeimer läuft auch nicht davon und ziehe dir deinen Badeanzug an und gehe einfach im nächsten See zum Baden. An die männliche Leserschaft: Bitte **keinen** Badeanzug anziehen, außer ihr wollt mal richtig **peinlich** sein, dann schon. Peinlich sein macht auch richtig Spaß. Das hat mein Mann mit seinem Kumpel tatsächlich einmal gemacht: Sie haben sich von meiner Freundin und mir den Badeanzug im Strandbad angezogen. Das Bild habe ich heute noch vor Augen. Das sind Momente, die vergisst man nie!

Klar, falls es gerade Winter ist, wenn du mein Büchlein liest, hast du vielleicht zu etwas anderem Lust, als Baden zu gehen. Mach einfach etwas ganz Verrücktes, daran wirst du dich garantiert immer erinnern. Weißt du, immer und immer wieder das Gleiche zu tun, jeden Tag der gleiche Trott, was soll dir denn da später einmal im Gedächtnis bleiben? Aber überdenke auch die Folgen, wenn du jetzt etwas Verrücktes tun willst! Wirf dich nicht unbedingt dem nächsten besten Mann (oder Frau) an den Hals und morgen stellt dir dein Ehemann (oder Frau) die Koffer vor die Türe...

Ich bin mir sicher, du hast jede Menge Träume und Wünsche was du immer schon einmal erleben wolltest. Tu es jetzt und ganz alleine. Ohne Rücksicht auf Familie und Beruf.

Vergiss mal die Anderen. Du bist nicht auf die Welt gekommen, um andere Menschen glücklich zu machen, das ist nicht dein Job. Du sollst **dich** glücklich machen. Wenn **du** glücklich bist, sind es die anderen automatisch auch. Glück steckt an, das geht von ganz alleine.

Glückliche Menschen freuen sich am Leben, sie strahlen von innen heraus. Sie stecken mit ihrem Lächeln andere Menschen an. Glückliche Menschen müssen andere nicht missionieren, also "mit Gewalt glücklich machen". Nein, alleine durch ihr Sein stecken sie andere mit ihrer Fröhlichkeit an.

Du kannst keinen besseren Beitrag zum Weltfrieden leisten:

Kümmere dich um dich selbst. Lebe **dein** Leben so, dass es **dich** glücklich macht, ohne Rücksicht auf die anderen. Genieße dein Essen in vollen Zügen, gönne dir die allerbesten

Mahlzeiten. Genieße einfach alles. Das Leben ist ein Genuss wenn man es **bewusst** lebt. Schalte einen Gang zurück, dann hast du auch die Möglichkeit dein Leben zu leben- es rauscht nicht einfach so vorbei. Sonst bereust du es später einmal, so viele Momente gar nicht mitbekommen zu haben.

Du weißt, was zu tun ist:

Strenge dich an um glücklich zu sein... Das war nicht ganz ernst gemeint- das mit dem anstrengen...

- das mit dem glücklich sein, schon.

Ich meine, unternimm alles, was dich glücklich machen könnte.

Frauen, besonders Mütter haben irgendwie ein besonderes Gen. Sie wollen immer, dass es allen gut geht- dem Mann, den Kindern, der Schwiegermutter und dem Rest der Welt. Mit einem Lebensalter von zirka 45 Jahren, wundern sie sich, wenn der Mann das Weite sucht, weil er eine andere Frau gefunden hat. Was ist passiert?

Die Ehefrau hat sich selbst in eine Dienstbotenrolle manövriert, sich selbst vergessen und nur über ihre Rolle als Ehefrau, Mutter und was weiß ich noch alles, identifiziert. Ihr Ego war zufrieden, wenn die Kinder in der Schulaufführung Applaus bekommen haben, und der Mann eine tolle Karriere hinlegte. Die Jahre gingen an ihr auch nicht spurlos vorüber. Das unbekümmerte Lachen als junge Frau ist längst

Geschichte, das Strahlen in ihren Augen vermisst ihr Mann schon lange Zeit. Ihr undankbarer Job, ließ sie immer trauriger werden, um nicht zu sagen, sie wurde regelrecht verbittert. Klar der Ehemann hatte keinen Spaß mehr mit seiner nörgelnden Frau und suchte sich eine Frau, die genauso lustig war, wie seine Ehefrau am Anfang ihrer Beziehung.

Das war nur ein kleines Beispiel, das dir zeigen soll, daß es wirklich das Allerwichtigste in deinem Leben ist, dich um **dich** zu kümmern und glücklich zu sein. Das gilt natürlich genauso für die Männer. Genieße dein Leben in vollen Zügen, du hast nur ein paar Jahre Zeit.

Du siehst, wie schnell ein Jahr vorbei ist.

Nimm wirklich alles mit, was du an Spaß bekommen kannst. Lass einfach nichts aus, auch wenn es "peinlich" ist. Genau diese Erlebnisse sind es, die dir im Gedächtnis bleiben, wenn du mal von der Erde abreist.

Wir sagen in Bayern: Lass es einfach richtig krachen!

Wenn du **jetzt** etwas Verrücktes gemacht hast, vergiss bitte nicht, das Büchlein noch zu Ende zu lesen. Raphael hat dir noch etwas zu sagen.

Das Schlusswort möchte Erzengel Raphael an dich richten, er ist Experte für Heilung.

Öffne dein Herz, mach es gaaaaaaaaaaanz weit auf. Sperre

deinen nervigen plappernden Verstand für die nächsten Minuten irgendwohin.

Ich sperre mein Ego immer in einen Schrank, dann habe ich Ruhe bis ich die Türe wieder öffne.

Schlusswort - eine Botschaft von Erzengel Raphael

Dieses Buch soll eurer Heilung dienen. Öffnet euer Herz und ihr werdet die Energien spüren. Viele Schmerzen müsst ihr ertragen und findet keine Antworten auf eure Leiden. Ihr bittet um Heilung, seid aber nicht da, wenn wir euch antworten. Ihr geht in eure Kirchen und zündet Kerzen an oder pilgert zu einer Wallfahrtstätte, hört uns aber nicht, wenn wir euch antworten. Ihr betet ein Gebet und noch bevor ihr einen Hinweis von uns bekommt, sitzt ihr schon wieder vor euren Geräten. Diese elektronischen Geräte sind nicht von uns erfunden worden, nein sie sind von den Anderen. Sie wollen euch abhalten eure wahre Bestimmung zu finden. Das elektromagnetische Feld, das diese Geräte umgibt, hält euch in einer niedrigen Schwingung. Das ist gewollt. Ihr seid so beschäftigt mit diesen kleinen Kästen, dass ihr die Welt um euch herum völlig vergesst. Ihr nehmt eure Umwelt nicht mehr wahr. Manch einer von euch fällt sogar auf den Boden, weil er nicht mehr sieht, wo er hinläuft. Ihr sprecht nicht mehr richtig miteinander, seht euch nicht mehr in die Augen. Ihr könnt über diese Kästen keine Liebe übermitteln, auch nicht, wenn ihr viele "Herzchen" schickt. Liebe ist kein Wort, Liebe ist ein Gefühl. Liebe ist reine Energie, die höchste Energie auf der Erde. Ihr seid auf die Erde gekommen, um die Liebe auf die Erde zu bringen. Die falschen Leute reden euch ein, es wäre fortschrittlich mithilfe von elektronischen Geräten zu sprechen. Das ist kein Fortschritt, das ist ein Rückschritt. Ihr sollt euch auf euer Innerstes konzentrieren. Lernt zu meditieren oder jeden Tag ein paar Minuten in euch zu gehen. Fortschritt ist, wenn ihr lernt Gedanken zu übertragen, ohne ein Gerät. Fortschritt ist, wenn ihr wieder auf euer Gefühl hören lernt und die Gefühle eurer Mitbewohner spürt. Ihr könnt gar nicht auf eure

Gefühle hören, weil ihr sie nicht fühlt. Ihr werdet immer mehr zu leeren Hüllen. Wo ist die Mitmenschlichkeit, wenn ihr nur noch zu Hause vor euren Kästen sitzt? Ihr denkt ihr seid gute Eltern, wenn ihr schon euren Kindern Handys gebt. Ihr schaltet sie von ihrer Quelle ab. Glaubt mir, ihr bewegt euch in eine Sackgasse.

Wenn ihr uns anruft, um etwas zu erbitten, seid ihr die nächste Minute schon wieder mit etwas beschäftigt. Wie wollt ihr denn eure Pakete in Empfang nehmen, wenn ihr nie da seid? Wir stellen zu, aber ihr nehmt sie nicht in Empfang. Ihr wünscht euch Heilung und wir geben euch Hilfestellungen wie ihr wieder gesund werden könnt, aber ihr hört nicht hin.

Wisst ihr wie wir mit euch sprechen?

Über euer Gefühl.

Ihr kennt das doch, wenn sich etwas nicht gut anfühlt, ein schlechtes Gefühl. Das ist der Warnhinweis etwas nicht zu tun. Ihr wisst das genau: Wenn ihr gegen euer Gefühl handelt, geht es nicht gut aus.

Dagegen die Schmetterlinge im Bauch, dieses eindeutige ja, sagt euch, ihr seid auf der sicheren Seite, und alles geht glatt.

Vertraut eurem Gefühl. Hört in solchen Momenten nicht auf euren Verstand, der will euch nur wieder auf die falsche Fährte locken. Lernt auf uns zu hören, wir sagen euch niemals etwas Falsches. Ihr bittet uns und wir helfen euch. Habt keine Scheu, ihr könnt uns immer um Hilfe bitten, dafür sind wir da. Hört aber auch zu. Wir sehen es sehr gerne, wenn ihr Zeit in der Natur verbringt. Bei den Pflanzen, den Trollen und Elfen herrscht eine sehr hohe Schwingung. Da seid ihr ruhig und freut euch. Da können wir gut mit euch kommunizieren. Öffnet bewusst euer Herz um die Wunder der Natur und unsere Zeichen zu erkennen. Wir machen uns oft bemerkbar, aber ihr rennt durch den Wald und klappert mit euren Stöcken, anstatt still zu sein und wahrzunehmen. Lernt wieder auf eure Intuition zu hören.

Wenn ihr uns um Heilung bittet geben wir euch viele

Hinweise, die ihr nicht wahrnehmt. Das kann ein Zeitungsartikel mit einem Heilmittel sein oder ein Freund, der euch erzählt, was ihm bei seinem Leiden geholfen hat oder ein Visitenkärtchen mit einer Adresse, oder eine Pflanze die immer wieder vor eurer Nase auftaucht.

Augen auf, wir sind in ständigem Kontakt mit euch.

Ihr sollt euch wieder mehr in die Augen sehen. Ihr lauft aneinander vorbei und nehmt euch nicht mehr wahr. Kennt ihr das Gefühl, wenn ihr jemanden tief in die Augen seht, dass ihr denjenigen irgendwoher kennt? Das ist richtig, ihr kennt euch schon, aus einem früheren Leben. Das spürt ihr dann, wenn ihr dieses wohlige Gefühl spüren dürft. Da steigt die Liebe auf. Ihr erinnert euch an eine Zeit, als ihr viele schöne Momente hattet. Das ist ein schönes Geschenk.

Bittet und euch wird gegeben.

Ihr müsst wieder lernen euch zu spüren. Immer und immer wieder sollt ihr üben auf euer Gefühl zu hören.

Vertraut euch selbst, wenn sich etwas schlecht anfühlt, dann hört darauf. Eure Seele oder wir aus der geistigen Welt sprechen mit euch durch euer Gefühl.

Habt keine Angst. Das Gegenteil von Angst ist die Liebe. Wenn ihr Angst habt, seid ihr nicht im Vertrauen. Habt keine Angst zu sterben. Ihr könnt niemals sterben, ihr legt nur eine von euren vielen Körperhüllen ab. Den Körper mit der dichtesten Schwingung lasst ihr auf der Erde zurück und lebt mit eurem Bewusstsein weiter. Das habt ihr unzählige Male bereits getan. Geburt und Tod, ein wiederkehrender Kreislauf.

Lernt eure Angst zu überwinden. Angst lähmt euch. Lasst euch von niemanden einreden euer Körper wäre unwiederbringlich kaputt und wird bald sterben, weil sich eine Krankheit ausbreiten würde. Euer Glauben zählt. Habt Vertrauen. Lenkt eure Aufmerksamkeit auf die Heilung. Bittet uns um Hilfe und hört dann auf euer Gefühl. Vielleicht solltet ihr viel in die Natur ohne Schuhe gehen oder einen bestimmten Tee trinken oder aber auch eine Operation machen lassen. Hört hin, wenn wir euch ein Gefühl schicken und handelt. Es kann auch sein, dass eure Zeit hier in der Dichte sich seinem Ende neigt. Habt auch dann keine Angst. Nehmt alles hin, wie es ist. Lasst alles los und seid für alles bereit. Dann kann sich alles lösen, was gelöst werden soll. Seid völlig da im Moment ohne zu wehklagen, dann könnt ihr die leise Stimme in eurem Inneren hören, die euch zuflüstert:

"Alles ist gut."

Fühlt jeden Moment eures Lebens die Liebe in euch. Das ist euer Auftrag, den ihr aus den lichten Reichen mit auf die Erde gebracht habt:

Ihr sollt die Liebe auf die Erde bringen. Die Liebe ist das allerschönste Gefühl, das ihr von Mensch zu Mensch tragen könnt. Immer wenn ihr einen anderen Mensch zulächelt, einem Kind liebevoll über den Kopf streichelt oder aus ganzem Herzen schallend lacht, dann ist dieses Gefühl angekommen. Die Schwingung steigt immer an, wenn ihr liebt. In der Liebe gibt es kein Leid, da ist alles fein. Öffnet eure Herzen, dann gibt es keine Probleme mehr.

Vergebt allen Menschen, die euch je etwas angetan haben. Ein reines liebendes Herz trägt nichts nach. Liebe kann nur bedingungslos sein, sonst ist es keine Liebe. Macht keinen Unterschied und wertet nicht. Alles und jeder hat eure Liebe verdient. Besonders Menschen die sich auffällig verhalten, wollen und brauchen eure Liebe ganz besonders.

Wenn ihr bereit seid zu geben und zu lieben, werdet ihr selbst auch gesund.

Alles, was ihr aussendet, kommt zu euch zurück, das ist wirklich so. Wenn ihr Heilung wünscht, dann schickt vorher viel viel Liebe in die Welt hinaus-

noch viel mehr wird zu euch zurückkommen und euch heilen.

Wir aus der geistigen Welt des Lichts, der Urquelle allen Seins freuen uns immer, wenn ihr mit uns Kontakt aufnehmt.

Die Zeiten sind anstrengend für euch, viele spüren die

Energien des Aufstiegs, sie plagen euch sehr. Vermutet nicht immer eine Krankheit hinter den Symptomen. Seid in der Liebe und geht regelmäßig in die Stille, dann kommt ihr gut durch diese stürmische Zeit.

Wir möchten euch ein Geschenk überreichen, als Zeichen der Heilung und der Erneuerung:

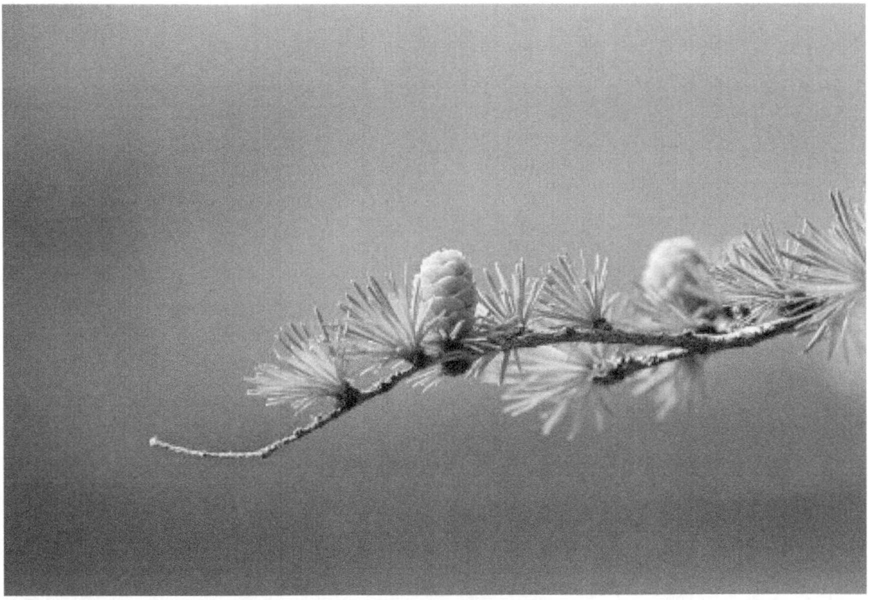

hr könnt euch immer und überall mit uns verbinden. Wir sind nur einen Gedanken von euch entfernt. Über die Pflanzen habt ihr einen sehr schnellen Zugang zu uns. Öffnet euer Herz und euer Kronen Chakra, geht in die Liebe und sprecht mit uns, wir sind immer für euch da- wir sind miteinander verbunden.

Achtet auf die Zeichen, es gibt sehr viele. Ihr müsst nur lernen sie zu sehen.

Wir ziehen uns jetzt wieder zurück.

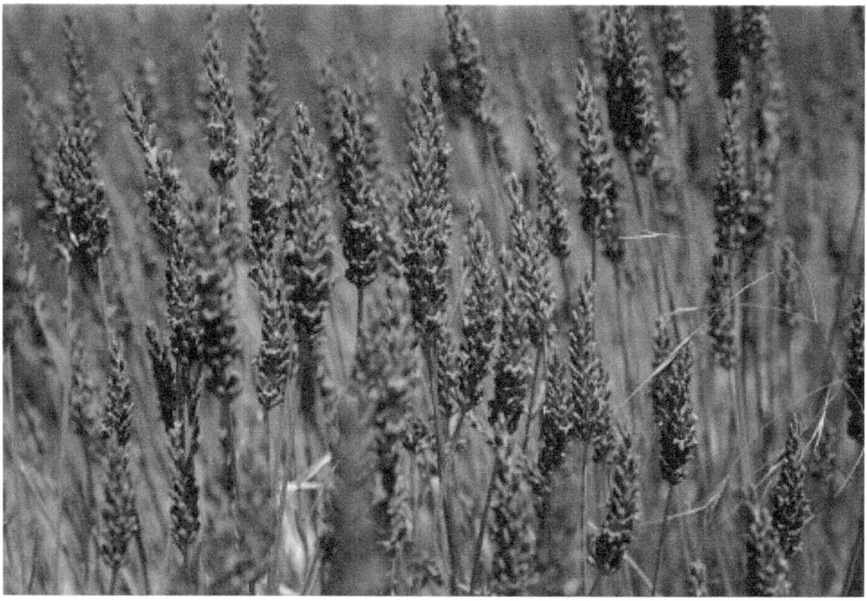

In diesem Sinne:

Wünsche ich dir Heilung von Körper, Geist und Seele, sie findet JETZT statt, denn das ist die einzige Zeit die existiert.

Lerne deiner inneren Stimme zuzuhören, dann weißt du, was zu tun ist.

Ich sende dir die Liebe-

gib sie vielen Menschen weiter, unendlich ist sie da.

Die Liebe heilt alles.

Deine Paula Himmelreich

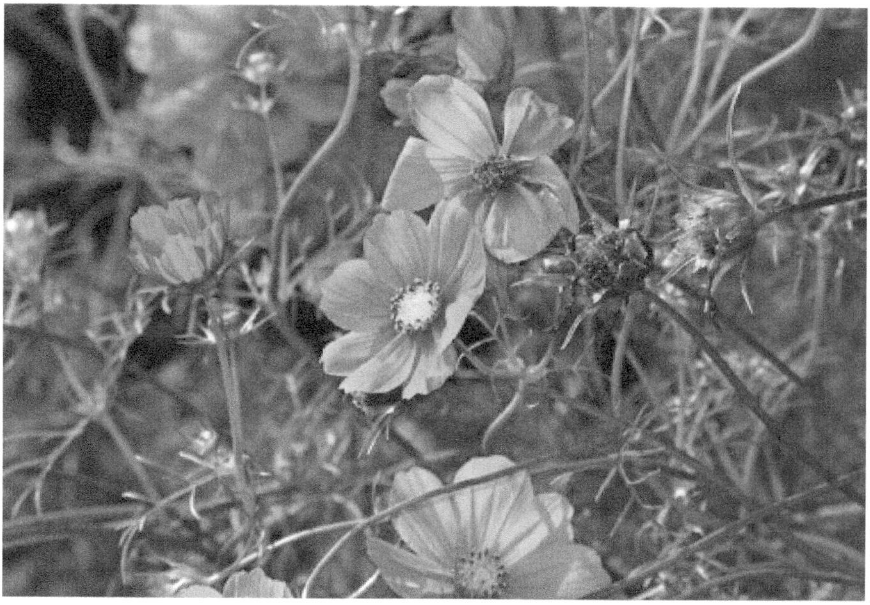

Impressum

Paula Himmelreich

Postfach 1

86846 Fischach

paulahimmelreich@web.de

Printed in France by Amazon
Brétigny-sur-Orge, FR

31017645R00072